深度学习在
医学图像中的应用

Application of Deep Learning in Medical Image Analysis

郑光远 ◎著

电子工业出版社

Publishing House of Electronics Industry

北京 · BEIJING

内 容 简 介

医学图像分析已是当前医学研究、诊断和治疗中必不可少的技术手段。医学图像中包含重要的生理、病理等信息，但由于图像中的信息量大、维度高，这些信息在医学图像中表现复杂，所以挖掘难度很大。尽管从二十世纪五六十年代起，学者专家都在尝试用计算机辅助手段从中挖掘有价值的诊断信息，但效果一直不理想，直到近几年，随着机器学习算法陆续取得重要进展，人类步入深度学习时代，医学图像辅助检测与诊断技术才有了较大进步。

本书内容由浅入深，从易到难，各章节既相对独立，又前后关联，既适合对医学图像分析有兴趣的爱好者作为入门读物，也能为计算机医学图像分析研究领域的学者带来创新思路。

图书在版编目（CIP）数据

深度学习在医学图像中的应用 / 郑光远著. —北京：电子工业出版社, 2022.12

ISBN 978-7-121-44673-3

Ⅰ. ①深… Ⅱ. ①郑… Ⅲ. ①机器学习－应用－医学图像－图像处理 Ⅳ. ①R445-39

中国版本图书馆 CIP 数据核字（2022）第 236736 号

责任编辑：刘志红（lzhmails@phei.com.cn）   特约编辑：张思博
印　　刷：北京虎彩文化传播有限公司
装　　订：北京虎彩文化传播有限公司
出版发行：电子工业出版社
　　　　　北京市海淀区万寿路 173 信箱　邮编：100036
开　　本：720×1 000　1/16　印张：15　字数：244.8 千字
版　　次：2022 年 12 月第 1 版
印　　次：2024 年 7 月第 5 次印刷
定　　价：98.00 元

凡所购买电子工业出版社图书有缺损问题，请向购买书店调换。若书店售缺，请与本社发行部联系，联系及邮购电话：（010）88254888，88258888。
质量投诉请发邮件至 zlts@phei.com.cn，盗版侵权举报请发邮件至 dbqq@phei.com.cn。
本书咨询联系方式：18614084788，lzhmails@phei.com.cn。

前　言

　　医学图像分析已是当前医学研究、诊断和治疗中必不可少的技术手段。医学图像中隐含有重要的生理、病理等信息，但由于图像中的信息量大、维度高，这些信息在医学图像中表现复杂，所以其挖掘难度很大。尽管从二十世纪五六十年代起，学者专家都在尝试用计算机辅助手段从中挖掘有价值的诊断信息，但效果一直不理想，直到近几年随着机器学习算法陆续取得重要的进展，人类步入深度学习时代，医学图像辅助检测与诊断技术才有了较大的进步。

　　本书绪论概述了医学辅助检测与诊断技术的应用现状。第1章以目前发病率较高的肺癌、乳腺癌、结肠癌和前列腺癌为主线，对基于医学图像的计算机辅助检测与诊断分析算法进行多角度的回顾和梳理，对在医学图像辅助分析诊断研究领域中所面临的问题做了分析和展望。第2章介绍了深度学习算法的发展过程及不同时期的代表算法。第3章、第4章、第5章、第6章以基于CT图像的肺结节计算机辅助检测/诊断为例，介绍了几种基于深度学习的医学图像分析用于辅助检测与诊断的范例。

　　本书内容由浅入深，从易到难，各章节既相对独立，又前后关联，既适合对医学图像分析有兴趣的爱好者作为入门读物，也能为计算机医学图像分析研究领域的学者带来创新思路和启发。

作者
2022年8月

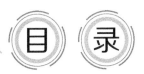

目 录

应用篇　深度学习算法应用于肺结节诊断案例

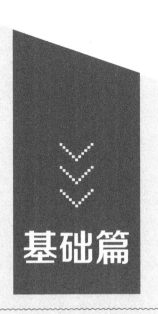

基础篇

医学图像计算机辅助检测与诊断、
深度学习算法基础知识

绪 论

医学图像（Medical Imaging）是指为了医疗或医学研究，对人体或人体某部分以非侵入方式取得内部组织图像的技术与处理过程。随着各种科学技术的迅速发展，医学图像技术也有了飞速进步[1]，逐渐形成了以 X 射线（包括 CT）、磁共振成像、超声和核医学为代表的多种医学图像方法[2]。目前应用于医疗的图像技术主要有基于 X 射线、超声波、伽马射线、磁共振、光学摄影（内视镜）和其他成像技术（如荧光血管显影术、显微镜等）。医学图像逐渐在疾病诊断中变得不可或缺[3]，特别是在癌症诊断中与活检相结合，逐步成为精确定论的重要依据[4]。但随着科学技术的发展和医学图像应用的推广[5]，有越来越多的医学图像需要医生解读[6]。医学图像解读逐渐成为一个挑战性的工作[7]，医生有可能会因为经验不足或疲劳而产生解读错误，疏忽、遗漏一些疾病[8]，导致假阴性出现[8-15]，也可能将非病变解读为病变或将良性病变误解读为恶性，导致假阳性出现。据统计，医学图像的疾病误诊率可达 10%～30%[14, 16]。由此产生的假阴性结果会使患者错过最佳的治疗时机，而假阳性病例一般要依靠活检等临床手段排除，不但增加了患者的费用，也增添了痛苦和病情恶化风险。在此形势下，计算机辅助检测（Computer Aided Detection，CADe）与计算机辅助诊断（Computer Aided Diagnosis，CADx）最终应时代的需求之运而生[7, 9, 17]。

1963 年，Lodwick 等发表了把 X 线片数字化的方法[18, 19]，基于医学图像的 CAD 开始产生，在此领域的研究也开始活跃[20, 21]。现在 CAD 通常被看作医生的诊断决策参考[22, 23]和"第二意见（second look/opinion）"[12, 24]。CAD 虽然能减轻医生的工作负担[25]，但不能替代医生诊断[11]。经过 50 多年的发展，特别是近些年，医学图像 CAD 系统研究成果丰硕，已经成为医学图像学和放射诊断学领域的热门课题[13]，在各种疾病诊断中被广泛应用[26]。CAD 系统对于疾病的早期筛查尤为重要。早期筛查对于疾病诊断、治疗起着重要的作用。肺癌、乳腺癌、结肠癌和前列腺癌是目前四大患病率和死亡率较高的疾病。肺癌是世界上患病率[27]和致死率最高的癌症。2015 年统计表明，在中国约有 4 929 000 新增癌症病例和 2 814 000 个癌症死亡病例[28]。在美国每年约有 221 200 新增癌症病例，死亡 158 040 人，肺癌的总体 5 年存活率为 16.8%[29]。早期筛查是降低肺癌死亡率最有效的方法[30]。肺部筛查检查出的癌症患者 85%为临床 I 期，他们的 10 年存活率为 88%[31]。乳腺癌早期筛查项目能减少 30%～70%的致死率[32]。大多数结肠癌来自息肉，而息肉转变成癌症一般要 5～15 年的时间，早期检测和去除 10mm 以下的息肉能有效减少结肠癌的发病率[33, 34]。前列腺癌目前在美国男性中是发病率最高的癌症[35]，早期发现和切除病灶是疾病治疗和提高患者生存率最有效的方法[36]。

目前，学者对 CAD 系统的研究针对以上四种癌症的较多。本书先以这些医学部位为主线，结合由不同成像技术所产生的不同特性的医学图像，从应用 CAD 系统较多的病类出发，对医学图像 CAD 系统近几年的研究进展进行综述；然后介绍深度学习算法的发展过程及不同时期的代表算法；最后以基于 CT 医学图像的肺结节计算机辅助诊断为例，介绍几种基于深度学习的医学图像分析诊断应用的具体案例。

本书按内容分为两篇：基础篇和应用篇。基础篇内容涵盖绪论、第 1 章和 2 章，主要综述了医学图像辅助诊断和深度学习的历史发展及基本概念，适合初学者阅读和学习。应用篇内容主要是以肺结节诊断为例介绍了深度学习在医学图像分析应用的几个案例，这可以供初学者延伸学习，以及研究者学术参考。具体内容组织如下：

基础篇：医学图像计算机辅助检测与诊断、深度学习算法基础知识

绪论，介绍本书的研究背景与研究意义，说明了癌症对人类健康的重要影响以及计算机辅助诊断对癌症早期诊断的重要性，进而阐述了本书的研究目标与主要研究内容。

第 1 章综述目前已有的医学图像计算机辅助诊断方法，以 4 种发病率高的癌症为主线，按不同的成像技术和病类，对目前不同医学图像领域的计算机辅助诊断方法进行了较为详尽的综述，从图像数据集、算法和评估方法等方面作多维度梳理，分析了医学图像计算机辅助诊断研究领域目前存在的主要问题和面临的挑战。

第 2 章介绍了深度学习算法的发展和演变历程，以及一些具有里程碑意义的算法。深度学习算法的产生分别经历了最初的萌芽推理期、后来的知识期和当前的学习期。在不同时期产生的经典算法对人工智能算法的发展起到了关键的推动作用，如专家系统、多层感知机、BP 神经网络、SVM、Boosting 算法、LR、LeNet、AlexNet、VGG-Net、GoogLeNet、ResNet 和 DesNet 等。

应用篇：深度学习算法应用于肺结节诊断案例

第 3 章介绍针对肺结节诊断应用计算机辅助检测、诊断的研究背景与研究意义，说明了应用新技术所进行的肺结节征象分类对肺癌早期诊断的重要性。

第 4 章引入人工免疫优化策略，提出了用于肺结节征象分类的深度网络融合方法。该方法以深度网络实现分类，将每一个深度网络分类器看作一个抗体。多分类器融合时，首先随机为每个深度网络分类器分配不同的融合权值；而后根据深度网络的分类亲和度和剩余网络相似度值，对其融合权值进行克隆和变异，并从融合体中淘汰分类亲和度低且剩余网络相似度低的网络；最后得到一个能够误差抵消、优势互补、性能鲁棒的分类器融合体。

第 5 章提出了结合半监督协同学习与深度学习的征象模糊分类方法。首先，获得一个基于深度特征的协同森林分类器，其中引入模糊策略来代替协同森林中原有的硬分类策略，以消除由于噪声带来的影响，增强分类健壮性；而后，利用生成对抗网络生成大量无标注征象样本；最后使用协同训练方法，利用协同森林对无标注样本进行分类，相应扩增标注样本集，再利用扩增标注样本集对协同森林进行重训练。这一扩增样本和分类器重训练交替进行，直至基于深度特征的协同森林分类性能达到最优。

第 6 章提出了胶囊网络的三元组强化学习及其征象分类方法。该方法以胶囊网络为基础，并结合"类内样本特征表达更近、类间更远"的三元组学习目标来实现分类器的强化学习。按照强化学习语境，模拟医生工作环境，胶囊网络从环境中接收图像（视为"状态"）并执行分类（视为"动作"），学习目标是能得到最大长期回报从状态到动作的最优策略。首先用单个胶囊网络做前期学习，根据环境奖励计算当前行为策略的 Q 值与期望值存在的差距，参照差距更新自己的网络参数。当性能达到上升瓶颈后，再利用三元组学习目标做进一步优化，使参照样本图像与正样本图像的距离缩小，且与负样本图像的距离增大，从而能够更精细地区分不同类别。

第 7 章后记，对本书进行了总结，说明本书的主要研究内容及贡献，在此基础上，对未来研究工作进行了展望。

第 1 章

医学图像计算机辅助检测/诊断（CAD）系统

1.1 医学图像 CAD 系统概述

基于医学图像的 CAD 系统分为两类：一类是计算机辅助检测（Computer Aided Detection，CADe）系统，在医学图像上检测异常图像并将其定位、呈现出来；另一类是计算机辅助诊断（Computer Aided Diagnosis，CADx）系统，在医学图像上检测异常图像并帮助医生判断异常图像改变的性质以及恶性程度。计算机辅助检测/诊断系统流程图如图 1.1 所示。

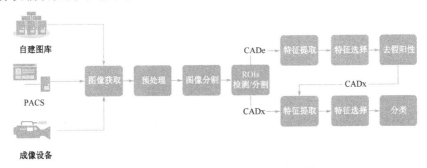

图 1.1 计算机辅助检测/诊断系统流程图

注：PACS，影响归档和通信系统；ROIs，感兴趣区域；CADe，计算机辅助检测；

CADx，计算机辅助诊断

从图 1.1 可以看出 CAD 系统一般包含 7 个步骤：图像获取、预处理、图像分割、感兴趣区域（ROIs）检测/分割、特征提取、特征选择、去假阳性（用于 CADe）或诊断分类（用于 CADx）。CADx 系统也可以在假阳性去除后再进行特征提取、特征选择、ROIs 良恶性分类（或评估）。不同类别医学图像在 CAD 的具体环节上略有不同。

图像获取是指系统获取医学图像的方式，一般有 3 种：①从自建图像库，这些库一般是用从合作医院得到的医学图像建立的[37]；②通过图像产生设备所附系统，如图像归档和通信系统（PACS）读取数据[38]；③直接从成像系统实时得到数据[39]。

预处理是指矫正由介质衰减、噪声或运动伪影所导致的失真，对原始图像做归一化处理[40]，通过去噪和增加对比度的方式增强图像的显示质量[41]，以便后续环节的处理。

为了减少外围组织或背景对 ROIs 检测的干扰、减少计算量，预处理之后有些 CAD 系统还要进行图像分割操作，把欲研究区域从背景或周围组织中分离出来。图像分割是 CAD 系统的基础，也是图像处理中重要的步骤之一[42]；因为大部分图像描述和识别技术高度地依赖分割的结果[43]，所以图像分割对完成图像分析任务具有关键作用。

ROIs 检测是依据密度、形状等特征把所有疑似病变的区域抽取出来。由于该步骤所抽取的信息包括 ROIs 的位置和形状等特征，能把 ROIs 从周围的正常组织中标记出来，所以有时也称之为 ROIs 分割。

特征提取是利用算法计算 ROIs 的各种特征值，如形状特征、视觉特征和密度特征等。当特征维数较多时要对特征作优化选择，只保留对分类结果作用大的特征，即特征选择。CADe 与 CADx 的区别是 CADe 系统在特征选择这个环节把检测到的疑似区域标注出来呈现给医生作诊断[44]，为了提高检测准确性要进行假阳性去除。CADx 系统对得到的 ROIs 进行良、恶性分类，乃至恶性程度分级，即可实现对疾病的诊断，也可在 CADe 系统基础上对检测结果做进一步诊断。

1.2 不同部位医学图像 CAD 系统分述

1.2.1 基于胸部 X 线片的肺结节 CAD 系统

1. 胸部 X 线片（CXR）的肺结节 CAD 系统

X 线片是最早应用于医学诊断的图像技术，现在仍是常用的检查方式之一。Nagata 等[45]实现了一个在胸部 X 线片上诊断结节的 CAD 系统，其中引入了主动轮廓方法，并对多域值算法做了改进。系统分 3 个阶段：①用主动轮廓模型在胸片图像上分割出肺，然后检测出肺的顶点、中线、长和宽并与已有的模板通过参照点进行配准，归一化。②用模板匹配方法检测初始的结节候选区域，把归一化的肺部图像用 7×7 个 64×64 像素的矩阵化分开，对每一个小区域通过阈值法检测 ROIs。③这一阶段通过两个步骤对 ROIs 进行分类，去除假阳性：第一，先用图像局部增强对比法分割出结节候选区域，用密度梯度计算检测出结节。第二，用多尺度模板匹配技术进一步对检测到的结节作假阳性去除。本算法取得了良好的试验结果，作者还发现，在分类时考虑更多的特征系统能使性能得到一步提升。

Htike 等[46]展示了一个三层框架的肺结节 CAD 系统。在预处理层，作者选用了拉普拉斯滤波器对图像进行处理。特征抽取层从图像的灰度共生矩阵中提取了对比度、能量和熵等 44 维特征。在分类层，使用了旋转森林进行分类，X 线片图像被随机分成 K 个子集，在每个子集用 PCA 把子集上的特征投射到低维的空间并保持尽可能多的特异性，这样形成了基于新特性的基分类器，以达到提高分类准确度的同时保持分类的多样性。这个集成的旋转森林框架的分类准确度达到了令人满意的试验结果。

秦菊等[47]对商用的 CAD 系统 IQQA®Chest 的临床应用效果进行了对比试验。由 5 名不同年资医师对 300 人（其中有 100 例是肺结节患者的）医学图像进行诊断，3 个月后再用 CAD 系统辅助重新诊断。对比两次诊断结果显示，CAD 系统对数字化胸片肺结节检出的灵敏度和特异度等都有影响，使特异度明显提高。

2. CXR 的其他 CAD 系统

Harrison 等[48]建立了一个通过阈值化时间减影图像来确定病理性变化候选区域的 CAD 系统。每一个域值技术产生两个不同的候选区域：亮区和暗区。文章中对比测试了 10 个不同的域值技术。与全局域值化图像相比，分别域值化亮和暗的候选区域，恰当地提高了域值区域的数量，尽管得到更少的全局候选区域，但是囊括更多的实际病理性变化。

由于成像对象的厚度增深和肺域重叠，侧面视图通常在对比度和信噪比方面都表现出较差的图像质量。因此，找出侧面胸部的肺部轮廓是很困难的。侧位肺部 X 线片能够提供用于识别肺气肿的重要信息，例如仅在侧位视图中才能看到后胸部空间的扩张，该图像检查也能准确地描述隔膜扁平化，然而结合侧位信息的计算机诊断研究很少。Coppini 等[49]利用前后位和侧位的肺部放射图像识别肺气肿。针对前后位和侧位视图下的肺区域分割问题，作者将肺边界建模为闭合的模糊曲线，这样分割任务被转化成了像素成员的隶属度估计问题，可由图像的非线性和空间变化的特征解析。对此，作者又引入了一种多层神经网络——改进的 Kohonen 网络。由于该网络有拓扑保留特性，能够作为一个检测器平滑地增强边界的闭合，因而有效地解决了 CXR 上肺轮廓分割的难题。

Cao 等[50]介绍了一种基于小波分析的肺间质病理诊断 CAD。在预处理环节，作者首先用 sym5 小波变换图像到一个二层分解中，接着用一个函数量化高频系数阈值，去掉频率高于域值的高频部分，结合低频系数重建二维小波信号。在特征抽取环节，利用小波变换抽取多分辨率和时频域局部特征。Muyoyeta

等[51]开展了一个结核病诊断的 CAD 系统与利福平耐药实时荧光定量核酸扩增技术（Xpert MTB/RIF）试剂测试方法的对比实验。对 350 人（其中 291 例患有结核病），用 CAD 和用 Xpert MTB/RIF 试剂测试方法测试。该试验结果是得到相同的灵敏度、特异度、阳性预测值（PPV）和阴性预测值（NPV）。CAD 的曲线下面积（AUC）为 0.71。这表明 CAD 系统可以提高结核病筛查的有效性。

1.2.2 基于 CT 图像的肺部 CAD 系统

X 线成像是一种光影投影，只显示一个方向上的物体结构，经过体内不同器官后会发生图像重叠，因而显示不清。CT 计算多角度的投影，将这些信息合成横断面图像。CT 图像的分辨率是 X 线的 10～20 倍，CT 图像能够分辨尺度较小的组织病变。CT 图像是一系列连续的断层图片，用于肺部时，可在此基础上对肺部进行 3D 建模，比 CXR 更适于肺部疾病诊断。目前肺部疾病的计算机辅助检测/诊断研究大多数集中在 CT 图像上进行。

1. 基于 CT 图像的肺结节 CAD 系统

目前 CT 检查是筛查肺癌最有效的手段，越早发现，病变越小，治愈率越高[52]。CT 图像的高分辨率[53]和高解剖结构对比度能够显示用传统 X 光图像几乎看不到的结节，肺结节是"圆形、模糊，有适度的边缘，直径不大于 3 cm"[54]的异常病变（如图 1.2 所示），小于 1 cm 的则称为微结节。结节大多数是肺癌的潜在表现。对以前的 CT 图像回顾研究表明，75%的癌症在早期图像检查中就已经表现出来，但由于此时结节很小[55, 56]，易被医生遗漏。另外，由于读片工作量大、医生经验不足或疲劳等因素也会产生一些解读错误，因此，现有 CAD 系统多是致力于弥补上述医生诊断的不足。

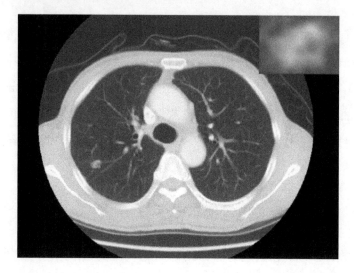

图1.2　肺结节

下面按前文所归纳的 CAD 系统的一般处理框架，对现有基于肺部 CT 图像的 CAD 系统进行介绍：

（1）预处理

CT 图像相对 X 线片而言，其噪声已经很少，但为了得到更精确的结果，也用一些算法对图像作预处理，进而为 CAD 后面的操作提供更好的输入。Messay 等[57]采用降采样算法对训练用的 CT 图像采样，产生可比较的片间距离，同时可以提高计算速度、减少噪声，为了增强细节对比度还使用了局部对比增强算法。为了去除加性噪声，Darmanayagam 等[58]使用了 wiener 算法。Ashwin 等[59]用有限对比自适应直方图均衡法（CLAHE）去除在图像捕捉中由于眩光、噪声引起的图像对比度不高的情况。此外，在预处理时还可使用增强滤波（Enhancement Filter）、快速傅里叶变换（Fast Fourier Transform）、小波变换（Wavelet Transform）、噪声校正（Noise Correction）[37]、中值滤波（Median Filtering）、Gabor 滤波、直方图均衡（Histogram Equalization）[60]等算法。在 Al-Tarawneh 等[61]提出的肺癌检测技术中，分别使用了 Gabor 滤波、自动增强和快速傅里叶变换算法对肺部 CT 图像进行预处理，实现去噪声、污染和干涉的目的。

（2）分割

肺部 CT 图像上还包含背景、肺壁、心脏和肝等其他区域，在图像预处理阶段要确定肺叶范围，抽取肺实质（也称为肺实质分割）。肺实质分割在肺部疾病诊断中是非常关键的步骤之一[62]。这个阶段精确的分割对提高系统的最终性能是非常重要的[63]。对增强肺结节检测的可靠性、准确度、精度和减少计算量起着重要的作用[64]。CT 图像上的像素 CT 值是与组织密度成正比的，常用阈值法分离体腔和肺实质[57]。有学者使用迭代阈值法[58]进行肺实质分割。Firmino[65]等使用了区域增长法和形态学法。进一步的分割还用到区域、形状、相邻解剖学引导[57]和机器学习的方法[66]。由于胸膜牵拉、近胸膜结节等原因，有时分割而得的肺叶有缺口，常用滚球法[67]等形态学方法来修正边缘。

（3）ROIs 检测

ROIs 检测的目的是查找肺叶中的肺结节，如果有则确定其位置[37]和区域信息。这个环节的算法要高灵敏度，追求的性能目标是不漏检，即召回率为 100%。常用像素亮度、形态学和纹理等特征检测结节[65]。检测方法有灰度域值法[68]、多阈值法[43,57,59]、区域增长法[58]。Krewer 等[69]在 3D 结节分割时采用了单点集合分割算法。此外，还有圆柱形和球形过滤、基于模式、形态学算子[57]、聚类、连通成分分析、基于规则的算法。Wang 等[70]在 2D 和 3D 模式下分别用到了滚球和区域增长法。Shi 等[71]的 CADe 系统中在 ROIs 分析和提取时使用海森矩阵分析和双边拉普拉斯变换。Li 等[72]的 CADe 系统在感兴趣区抽取环节使用了 2D 大津法和数学形态学方法。3D 模式下有时还用到基于三维物体建模和血管提取技术[41]等。

虽然 3D 卷积神经网络（CNN）是对时空数据进行统计建模很有前景的工具，但是它们有一个限制是需要详细的 3D 标签，与获得 2D 标签相比，3D 标签是非常昂贵的。现有的 CAD 方法依赖于获得大量肺结节的详细标签来训练模型，这也是困难和耗时的。为了减轻这一挑战，Anirudh 等[73]提出一种解决方案，方案中专家只需要提供点标签（即结节的中心像素），以及其最大的预期大小。程序使用非监督方式分割来扩展 3D 区域得到标签体，用于训练 CNN。最后在 SPIE-LUNGx 数据集上进行试验表明，即使没有准确的 3D 标签，使用这些弱标签训练的网络也能在产生合理的高灵敏度的同时保持低假阳性率。

（4）特征提取

要判断 ROIs 是不是结节，是良性病变还是恶性结节，CAD 系统一般是根据有经验医生标注的样本库训练算法模型，从形状、纹理、灰度和形态学等角度在候选区域上提取特征值，利用这些特征值区分不同类别但在 CT 图像上或许相近的对象。磨玻璃密度影（GGO）结节 59%~73%是恶性，实性结节是恶性的概率为 7%~9%，外形不规则、分叶征和毛刺征的多为恶性，外形圆滑的多为良性[65]。Demir 等[74]在实验中发现，在 CADe 系统中使用了外部表面纹理特征后，系统的分类性能会有明显的提升。除此之外，患者的人口学特征、生活习惯特征（如年龄、吸烟史）等也常会用到。

在医学图像诊断领域，尽管有各种优秀的算法出现，但传统方法建立的特征抽取和模型选择总难鲁棒地泛化。CNN 的应用使这一问题得到很好的解决，CNN 基于人工神经网络，针对不同分类任务，通过反向传播算法自动强化或削减相应特征的权值，在卷积层用滤波器自动抽取特征，实现图像特征提取[75]。图像可以直接作为 CNN 的输入，从而避免了传统算法中复杂的特征提取设计和数据重建过程。

对于胸部 CT 肺结节诊断分类的问题，与传统主要依赖于结节分割进行区域分析的研究不同，Parveen W 等[76]直接对原始结节图像块建模，而不预先定义结节形态。作者提出了一个分层学习框架"多尺度卷积神经网络"，通过交替堆叠的层提取判别特征来捕获结节的异质特性。为了充分量化结节特征，该框架利用多尺度图像块来学习一组特定于类的特征，同时对每个尺度输入，通过串联神经元在最后一层获得激活。最后在 LIDC-IDRI 上对该方法进行了评估，

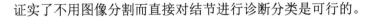

证实了不用图像分割而直接对结节进行诊断分类是可行的。

（5）特征选择

特征选择是指选择使分类结果最显著的特征子集的过程[77]。目的是减少冗余的特征，降低特征维数[78]，以提高运算效率，最大化分类准确性。降维常用到 LDA 和 PCA 两个经典的算法，LDA 对特征值进行新的投影，投影后不同性质的数据点的距离更大，同性质的数据点距离更紧凑，PCA 从协方差的角度，将高维的特征映射到低维空间中表示，并期望在所投影的维度上数据的方差最大。特征选择不做投影或映射，仅从所有特征中选择部分特征使用。常用的算法有 RELIEF 法、顺序向前法（SFS）和遗传算法（GA）等[79–82]。

特征的高维不相关、特征子集的异构性以及样本类别分布不均衡一直是肺结节检测准确率的阻碍。Cao 等[83]在肺结节检测 CAD 中，用一个基于多核的框架解决这些问题。为了消除特征的高维不相关性、整合多内核学习和特征选择，作者提出了两种基于多内核的特征排序技术，根据从基于内核的特征选择函数（MKFF）导出的内核空间中的预测能力（分数）来选择识别特征，以减小特征向量的大小和提高分类性能。为了有效地融合和选择异构的特征子集，作者通过带混合 $\ell_{2,1}$ 核权重约束的多内核学习法,恰如其分地结合有关参数结构的辅助信息,以利用互补异构特征子集同时考虑不同多个特征子集的分类贡献。为了解决不平衡结节数据学习的问题，作者提出构建一个最优多内核过采样方法来平衡数据分布。这个方法可以生成准确的实例，解决在构建内核分类器模型时输入空间中执行过采样的不一致问题。该方案性能的几何均值和 AUC 都明显超过试验中的其他对比方法。

纹理特征具有很强的表征力和特异性，Krewer 等[69]在已有的基础上研究新 CADx 系统过程中，在大小、形状等的基础上加入纹理特征，尝试用 Relief-F、RFNC、CFS 算法进行特征选择，并分别结合 J48、RF、k-NN 和 SVM 分类算法试验。在特征选择过程中，Laws 和小波特征结合得到最好的级别，也意味着对分类性能贡献最大。最佳的整体性能是 CFS 特征选择、5-NN 分类器和仅用纹理特征的数据集组合。这表明分类时采用纹理特征是有前景的。

（6）假阳性去除

检测的结果中有一部分得到的 ROIs 不是结节，可能是表现相近的有大曲率或分叉的厚血管、呼吸或心脏运动及肺实质组织上的散射形成的斑迹等。上述非结节 ROIs 也称作假阳性（ROIs），需要被去除，为此需要对得到的 ROIs 提取特征。常用的有密度[57]、形态学[58]、纹理[65]等相关特征，也有基于统计学的如灰度共生矩阵（GLCM）特征[58]，根据得到的特征值对 ROIs 进行真阳性和假阳性分类，去除假阳性区域。对于 CADe 系统，这个环节将带有位置标注的区域作为输出以辅助医生诊断。CADx 系统还要在此基础上对得到的区域进行良恶性诊断，有的 CADx 系统没有去除假阳性环节，而在最终分类结果中体现 ROIs 类别。

Camarlinghi 等[84]对蚂蚁探索通道模型（Channeler Ant Model）、立体区域增长平台（Region Growing Volume Plateau）和基于体素的神经网络方法（Voxel Based Neural Approach）3 个 CADe 系统分别做了详细的介绍，并依据每个 CADe 系统的不同性能指数进行了三者加权融合的分类研究。在去假阳性环节分别用前馈神经网络（FFNN）和支持向量机算法。试验结果表明，相对于单个系统，不同系统结合的检测性能有明显提高，作者分析这主要是得益于它们在识别假阳性方面贡献是互补的。

Wang 等[70]在 CADe 系统中设计了一个基于三阶张量模式的 SVM 算法，可以直接对感兴趣体（VOI）进行分类。作者使用 SVM、MTANN、SVM（matrix）、SVM（based on unfolding 3D matrixes）和 SVM（3Dmatrix）5 个 CAD 方案做对比，SVM（3Dmatrix）达到了 98.2%的灵敏度，假阳性率为 9.1FPs/切片，总体上更优。

（7）分类

在 CAD 系统中，常用的分类算法有基于规则的分类器、LDA、模式匹配、神经网络（NN）、马尔科夫随机场、SVM[41, 65, 85-89]、线性判别分类器[57]、k-NN[43]、多层神经网络（ANN）[58, 90]、决策树[91]等。为了提高肺结节分类识别的准确率，李秋萍等[92]提出了一种半监督 FCM 聚类算法，引入专业医生标记的监督信息来指导聚类过程。他们通过衡量两个样本特征向量之间的距离，获得它们被划分到同一类别中的可能性，最后参考隶属度对非标记样本进行聚类。该方法在一定程度上解决了传统聚类算法聚类效果不理想的问题。

基于逐像素的深度学习方法（如 CNN），由于能避免由对复杂和细微对象的特征计算错误或分割不准确，所以显示出了良好的发展前景[87, 93]。最近的研究表明，由 CNN 抽取的特征是可以通用的，能用于训练网络的特定领域之外的分类任务。在研究[94]中作者使用 OverFeat，训练用作自然图像中目标检测的网络。对 LIDC 数据库中 865 个 CT 图像上的每个结节所在区域块，分别从矢状、冠状和轴向面抽取特征，在网络的倒数第二层得到 4096 维的特征，最后用线性 SVM 分类。对于各种参数配置，使用现成的 CNN 特征，系统都执行得相当好，但性能不如常规专用的检测系统。当把两种方法结合后，得到的结果明显比单独使用要好。从试验结果看，在 3D 医疗数据辅助检测任务中 CNN 特征具有进一步研究的价值。

2. 基于 CT 图像的肺部其他疾病 CAD 系统

针对其他系统假阳性率太高的情况，Tajbakhsh 等[95]用一个新的血管对齐多平面图表示方法和 CNN 实现 CT 肺血管造影图像上的计算机辅助肺栓塞检测系统。系统先进行肺分割，然后用雪降算法（Tobogganing Algorithm）抽取肺栓塞候选区域。对每个区域用血管对齐多平面图像描述产生一个两通道图像表示，把得到的两通道图像放入一个 CNN 进行栓塞和非栓塞分类。尽管在 2 mm

和 5 mm 定位误差上稍有不足，系统的诊断性能明显优于传统的手动选取特征的方法。

1.2.3 乳腺医学图像 CAD 系统

1. 基于钼靶图像的乳腺 CAD 系统

乳腺钼靶摄影（Mammography）是一类用低剂量 X 线检查乳腺的技术，具有全面、直观、操作简单、安全和费用比较低廉等特点，是目前诊断早期乳腺癌的首选而有效的方法[96]。钼靶图像按头尾位（CC）和内外斜位（MLO），双侧分别产生两张图像（如图 1.3 所示）。CAD 系统利用计算机图像技术检测或诊断乳腺图像上的异常，如肿块、微钙化和结构扭曲这些病变。

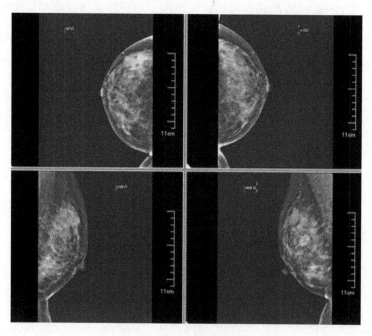

图 1.3　乳腺钼靶图像图[97]

注：左上图为头尾位右侧，右上图为头尾位左侧，

左下图为内外侧斜位右侧，右下图为内外侧斜位左侧

1）预处理

乳腺钼靶图像在产生时会有内在的噪声，在正常的腺体和恶性的组织之间 X线的衰减差较小[98]，因此 CAD 系统在预处理阶段要做的工作有降噪、增强对比度。有时为了减少干扰和计算量，还要去除背景区域和 MLO 视图下的胸肌区域。降噪常用的算法有中值滤波[99–101]和有限对比适应性直方图均衡化（CLAHE）[99,100]等。Jain 等[102]提出了一种组合的方法抑制密度脉冲噪声，引入带多状态自适应增益的非线性增强算子增强乳腺图像特征。Bhateja 等[103]使用 0型 Volterra 滤波器和 Ⅱ 型 Volterra 滤波器的线性组合增强病变区域对比度。0 型滤波器提供对比增强并抑制不良背景噪声，Ⅱ 型滤波器提供边缘增强。

2）异常检测/分割

此环节是找到并标出包含异常病变的 ROIs。乳腺异常表现为肿块、微钙化、结构扭曲或双边非对称。

（1）恶性肿块。恶性肿块的征象通常是毛刺状、分叶状、边缘模糊、边界不规则，以及内部密度不均匀、灶状致密影等。检测/分割算法常用的有区域增长法[104]、阈值法[101]等。Jen 等[105]使用灰度值量化的方法检测 ROIs。Sharma[106] 采用 k-means 聚类的方法检测/分割 ROIs。在 CAD 系统中用一个优化的度量计算输入图像上动态窗口和模板的不同，对应记录矩阵中最小记录的图像窗口被作为疑似区域抽取出来。该试验取得了 97.73%的诊断准确度。

Dhungel 等[108]引入和评估了一种基于使用 CNN 和深度信念网络（DBN）作为其潜在函数的结构化预测模型，从乳房 X 线片分割肿块的新方法。作者将基于 CNN 和 DBN 的深度学习表征模型引入到结构化输出模型：条件随机场（CRF）和结构化支持向量机（SSVM）中。CRF 模型通过使用树重加权置信传播进行推理，并用截断拟合来学习，SSVM 模型使用图形切割推理和切割平面进行训练。作者以实证的方式展示了这种方法产生的结果是 DDSM-BCRP 和 INbreast 数据库上迄今为止最好的结果。同时发现 CRF 模型在推理和训练时间方面明显快于 SSVM，这体现出 CRF 模型与深度学习潜在函数相结合的优势。

（2）微钙化。微钙化是钙在乳腺组织中的沉淀，通常比周围组织更亮、更小。良性钙化一般较粗糙且边缘较圆滑，恶性钙化表现为许多聚集且较小的，其大小和形状变化多样、有角、不规则和有多向分叉[109]。由于钙化在乳腺 X 线片上表现出较高的亮度，所以常用算法有基于小波变换的和阈值的算法。尽管微钙化检测已有先进的 CAD 系统出现，但由于售价太高不能普及，所以此领域尚处于研究水平[110]。

Oliver 等[110]构建了一个基于知识的检测微钙化和簇的方法。首先建造一个字典，字典中的元素是通过一组滤波器得到的包含不同微钙化特征的卷积块。这个字典允许表征已知微钙化的范例，后面用于表征未知的图像。用有正负样本的微钙化字典训练 Gentleboost 分类器，最后用得到的分类器对未知的乳房 X 线片检测。3D 图像包含更丰富的信息，有很大的潜力实现医学图像 CAD 性能的提高。

Sahiner 等[111]提出一种在 3D 模式下用阈值迭代的方法检测成簇的微钙化点的方法。该系统由预筛选、簇检测和假阳性去除阶段组成。在预筛选阶段，通过增强调制的 3D 钙化反应函数增加微钙化样对象的显著性。使用阈值迭代和 3D 对象生长方法来检测作为微钙化簇的潜在中心的簇种子对象。在簇检测阶段，使用二次阈值迭代程序识别微钙化候选物，将其应用于具有阳性钙化回馈的信噪比（SNR）增强图像体素。以每个聚类种子对象作为初始聚类中心，动态聚类算法通过在簇种子对象的 3D 邻域内，包含满足聚类标准的微钙化候选点来形成聚类候选簇。在假阳性去除阶段，使用微钙化的数量、大小和信噪比以及簇形状属性来减少 FP 的数量。

乳腺组织的致密性和乳腺 X 线片图像较差的对比度是造成后者有效识别前者中微钙化的最大障碍。Malar 等[112]尝试了基于小波的组织纹理分析，使用极限学习机（ELM）在数字化乳腺 X 线片中的微钙化检测的方法，并与使用灰度空间依赖矩阵（GLSDM）和基于 Gabor 滤波器的技术提取的不同特征向量进行比较。在此次研究中，共使用从 55 个乳腺 X 线片图像中提取的 120 个 ROIs（包括正常和微钙化图像），采用小波特征进行训练。结果表明，ELM 比 Bayesnet 分类器、Naivebayes 分类器和 SVM 等人工神经网络具有更好的分类精度（94%），训练时间显著减少。ELM 还回避了诸如局部最小值、不正确的学习率和过度拟合等问题。

通过回顾性分析，谭婉嫦等[113]探讨了 CADx 在微钙化检测与特征提取基础上的分类对于导管原位癌（DCIS）的诊断价值。分析采用乳腺 X 线摄像检查发现微钙化并经病理学证实的 623 例患者图像资料（其中良性病变 378 例，DCIS 245 例）。用受试者操作特征曲线（ROC）分别分析采用计算机方法提取的每个微钙化特征对于这两类病变判别的诊断效能，以及应用所有微钙化特征集且基于支持向量机（SVM）分类器的 CADx 的分类诊断效能。该试验结果为：CADx 对于良性病变和 DCIS 这两类病变微钙化分类的 ROC 曲线下面积为 0.853；特异度、准确率、灵敏度分别为 70.1%、82.1%、90.7%，都高于单个微钙化特征的诊断性能。该结果也说明采用 CADx 对于 DCIS 微钙化能进行较好的检测与定位，对乳腺癌早期病变的识别能提供有益的参考。

（3）结构扭曲。结构扭曲是指乳腺结构变化，如乳腺组织结构紊乱（包括有毛刺从一点辐射出来和病灶收缩或腺体实质的边缘变形），但没有明确的肿瘤病变。结构扭曲也可以是一个附属的发现，是第三常见的未扪及肿块的乳腺钼靶图像的癌症[114]。由于它的细微和多样性表现，所以在筛查时往往被漏检。如果图像改变是创伤引起的瘢痕或软组织损伤，则这种图像学上的变形是良性的。

尽管是提示病变高度恶性，乳腺 X 线片中的结构扭曲是放射科医师最容易漏检的病变。为提高检测结构扭曲的准确率，Yoshikawa 等[115]开发了一种用于自动检测乳腺 X 线片中的结构扭曲的新方法。作者使用了 1 个自适应 Gabor 滤波器检测乳腺结构扭曲，它通过改变参数的组合来创建 3 个 Gabor 滤波器。选择与乳腺 X 线片中逐像素的乳腺结构最佳匹配的滤镜。检测乳腺后，进行结构密集区域的增强和假阳性去除。在试验中，作者使用 50 个乳腺 X 线片验证了此方法的检测性能。结果显示，真阳性率为 82.45%，每幅图像假阳性率为 1.06。

Singh 等[116]的 CADx 系统在诊断结构变形的乳腺病变时利用了 GLCM 纹理、GLRLM 纹理、不规则碎片形纹理和谱纹理特征，分类时采用 SVM 算法，系统的整体灵敏度和准确度都很高。文中作者对 4 种纹理特征的系统性能分别进行了各种组合对比，发现最好的输出结果是所有特征的结合。

（4）双边非对称。双边非对称表示左或右一侧的乳腺的和另外一侧乳腺的对应区域对比，没有明显的肿块，表现出一个较大的体积或密度不同，或更突显的导管[117]。双边非对称是判断乳腺癌的一个很有价值的指标，已被证明是对乳腺癌预测的一个重要指标[118]。目前研究检测双边非对称的文章较少，用到的算法有基于形状、拓扑、亮度分布、纹理等的算法[119]。

人工免疫方法是模仿自然免疫系统的一种智能方法，该方法的理论基础有耐噪声、无师学习、自组织、记忆等进化学习机制。自适应人工免疫网络是人工免疫网络的一种半监督学习框架，这种自我智能的网络可以用来解决复杂的分类问题。Magna 等[120]研究了基于自适应人造免疫系统（A^2INET）计算机辅助方法，以捕获数字乳腺 X 线片上乳腺的早期非对称体征，用于乳腺癌的早期诊断。算法中，类模板被看作抗体，新样本被看作抗原，它们的距离表示其亲和力。为了测试算法的效率，作者考虑了两个公共数据集：从 DDSM 中检索到 32 对乳腺 X 线图像，包括 MLO 投影，以及来自 mini-MIAS 数据库的 30 对图像。对于其他更传统的分类器 LDA、k-NN 和 PLS-DA，A^2INET 产生了最佳的结果。

在 2D 乳腺投影 X 线片上准确分割病变区域非常困难，而且不可靠，Kel-der 等[121]对一个"三环节"（双边配准、图像特征提取和朴素贝叶斯线性分类）的 CAD 系统进行了性能评估。评估从 mini-MIAS 数据库中选用了 161 个对象，使用留一法交叉验证，结果显示出良好的性能。此方法通过检测和分析双边乳腺图像局部特征的非对称性，有效回避了图像分割环节。

Wang 等[122]对一个检测乳腺肿块的 CADe 系统进行了结合双边乳腺密度非对称信息之后的性能评估。在 600 个病例 2400 张全域数字乳腺图像片上，阳性和阴性病例各占一半。两次试验分别是单独和融合双边非对称信息检测疑似肿瘤。研究表明双边非对称信息检测疑似肿瘤比双侧平均密度更有效，与传统的特征结合检测可使性能得到明显的提升。

3）特征提取与选择

Taylor 等[123]使用商用的 "Second Look" CAD 系统，利用形态学、密度、纹理等特征分别对 152 个病例做了回顾性的分析。CAD 系统表现出很高的敏感度，而且不受乳腺密度和病变大小的影响。Elfarra 等[78]在 CADx 系统中提出了一种新的特征抽取方法——长方形中心线灰度分布法（SCLGM）。此方法得到了很高的全局测试特异性和准确度。Taylor 等[124]对商用的 CAD 系统 R2 ImageChecker 在乳腺癌筛查项目中的应用潜能进行了评估。评估结果显示，此方法对于被忽略的癌变能有较强的提示作用，在医生做决策时有进一步的提示作用。

从乳腺异常 ROIs 中能抽取到的特征可达几百维之多，其中有一些特征是与诊断分类无关[124]或影响非常小。如前所述，特征选择是选择使分类结果最显著的特征子集的过程[77]，目的是减少冗余的特征，降低特征维数[78]，以提高运算效率，最大化乳腺异常分类准确性。常用的降维算法有主成分分析法（PCA）、线性判别分析法（LDA）等。特征选择算法一般有嵌入式、封装式、滤波式及混合型四类，在此基础上可以用顺序前向法或后向法进行特征子集选择[79]。Eltoukhy 等[125]设计了用小波变换和曲波变换的算法抽取乳腺 X 线图像上的特征形成特征集，并用动态阈值法选取分类效果明显的特征。

Choi 等[126]提出的一个新的集成分类框架以提高 CAD 系统的乳腺图像分类能力。这个新框架分为两部分：①联合使用一个实例的不同特征描述和重采样产生的多样化的数据及准确的基分类器作为成员。②结合使用一个新的"组合分类选择"机制进一步最大化整体分类的性能。然后在乳腺 X 线基准数据集上测试两个分类应用：①使用分类器去除假阳性。②使用分类器诊断良、恶性肿块。试验结果表明，此分类器比常用的单神经网络或 SVM 算法有更好的分类性能。

深度学习模型直接从数据中自动学习特征，并在自然场景分类和物体检测等计算机视觉问题上取得了显著的成绩[127]。Arevalo 等[128]对基于传统和 CNN 特征的乳腺 X 线片上肿瘤 CAD 分类器的性能作了评估，该试验选取了传统的 HOG、HGD、HCfeats。与 CNN 特征相比，基于传统特征的分类性能最好为 AUC，可达到 0.799，CNN 可达到 0.86。同时作者在试验中还发现较小的 CNN 模型表现最好，并得出两个结论：第一，说明 CNN 模型对于乳腺 X 线图像的分析表征是最好的；第二，这次自动分析有自身的特殊性，不需要用大的 CNN 模型来学习，而且，学习过程中应该使用具有广泛视觉变化性的训练集，这样才能表现大量病变中呈现的纹理模型和形状特征。

4）分类

在乳腺 CAD 系统中，SVM 依然是使用最多的分类方法[99, 106, 129]，此外，ANN 也是功能强大的分类工具[78, 130]。Choi 等[126]提出了同一实例的不同特征表示相结合和数据重采样的方法生成更加多样化和精确的分类器集合成员，还采取一种新型"组合选择"机制进一步提高整体分类的性能。与 SVM、ANN 等算法的融合方案相比，此方案有明显的优势。这种集成框架还同时具有弱分类器和强分类器的工作优势。Verma 等[131]实现了在数字乳腺钼靶图像上的微钙化分类 CAD 系统，系统中采用了模糊神经技术和特征抽取技术，并发现在分辨微钙化良恶模式时，系统与熵、标准方差和像素数是最好的结合。作者分别采用 MLP、k-NN 和 SVM 等 3 种算法并作性能对比，显示此方法更高效和易用。Dheeba 等[131]的论文研究了 CADe 系统上的一个新的分类算法：粒子群优化小波神经网络，是一个基于从乳腺 X 线图像上抽取 LAWS 纹理能量的方法，通过应用一个模式分类器对可疑区域诊断分类。此试验结果展示出良好的系统性能。

Cascio 等[132]对 CyclopusCAD 和 SecondLook®两个商用的乳腺 CAD 系统的诊断性能进行了对比分析。分别使用两个系统对 126 个数字乳腺图像样例进行操作。在标准阈值时，CyclopusCAD 的全局灵敏度为 76.9%，SecondLook®的灵敏度为 66.2%（P=0.04）。对于肿块病变，CyclopusCAD 的灵敏度为 76.9%（0.73FP/im），SecondLook®的灵敏度为 61.5%，（0.28FP/im）。对于微钙化病变，CyclopusCAD 的灵敏度为 76.2%（0.64FP/im），SecondLook®的灵敏度为 61.9%（0.19FP/im）。

受人工免疫算法启发，Peng 等[133]研究了一个半监督算法——人工免疫半监督学习算法，以减少对标注数据的依赖。算法中引入 Kent 混沌在整个"抗体细胞"特征向量空间中搜索最好的解决方案。作者使用两个从 UCI 机器学习数据库下载的知名的乳腺癌基准数据集做研究。在这两个数据集上进行的大量的试验和评估都展示了算法的有效性和效率，证明此算法在乳腺癌自动诊断中非常有潜力。

近几年，深度学习模型在计算机视觉和机器学习中产生相当有竞争力的结果[134]。Carneiro 等[135]展示了在医学图像分析中使用深 CNN 的两个重要发现。其一，使用计算机视觉数据库（例如 Imagenet）预先训练的 CNN 模型在医学图像应用中是有用的，尽管图像外观有显著的差异。其二，不需要预先配准输入图像就可以进行多视角分类，相反，可以分别使用在每个视图中训练的 CNN 所产生的高级特征。针对乳腺 X 线片的分类，使用 CC 和 MLO 视图及其相应的肿瘤和微钙化分割图。首先使用基于 Imagenet 预训练的模型为每个视图和每个分割图训练单独的 CNN 模型。然后，使用从每个分割图和未配准视图中学习到的特征，训练一个最终的 CNN 分类器，使用乳腺成像报告和数据系统（BI-RADS）得分作为输出，估计患者发生乳腺癌的风险。作者在两个数据集（InBreast 和 DDSM）中测试了这种方法，显示它在 ROC 的 AUC 上产生了超过 0.9，并且对于二分类问题——良性和恶性诊断 AUC 也超过 0.9。此方法输出了非常好的分类结果，也展示了此方法是一种解决这一具有挑战性的分类问题的全面、综合的方法。

2. 基于乳腺超声图像的 CAD 系统

尽管乳腺钼靶图像目前被认为是早期检查乳腺癌最可靠的方式——能减少 18%～30% 的致死率，但它的对比度不高，肿瘤与周围正常组织的分界不明显，这会导致 10%～30% 的癌症漏检[136]。由于这个原因，在最近几十年，作为乳腺 X 线图像检查乳腺病变的技术辅助，超声波检查被引入 CAD 系统，主要目的是对图像学上表现致密的乳腺提供更精确的评估。当这两种图像技术结合使用时，鉴别囊性结节和实性结节的有效率能达到约 95%，并且减少 25%～35% 的活检数量[137]。

超声乳腺病变 CAD 系统一般包括 4 个环节：图像预处理，图像分割，特征提取、选择和分类。散斑干涉和低对比度是超声图像的主要局限。与其他 CAD 系统相比，超声乳腺病变 CAD 系统的预处理主要致力于增强对比度和抑制散斑。散斑降噪技术主要有滤波方法、小波域法和组合方法 3 类[138]。背向散射回声的密度值也可以被用作表征肿瘤的特性。

Moon 等[139]提出一个通过 B 超散斑的统计学特征区分乳腺良性恶性病变的 CAD 系统。该系统对每个肿瘤统计感兴趣区的平均散斑像素数，并将之作为散数密度，通过一阶和二阶散斑像素统计得到像素分布值和空间关系，以此散斑特性作为特征检测肿瘤。

Alam 等[140]开发了一个利用"回声反射性、不均匀性、影、面积、纵横比、边缘不规则性和边界清晰度"等多特征在超声图像上进行乳腺良性恶性病变分类的诊断系统。为了得到定量的声学特征，作者使用滑动窗傅里叶分析，计算了病灶和相邻区域的射频（RF）回波信号的频谱参数图，通过跟踪病变边界的几何和分形分析量化形态特征。作者对 130 例活检定期患者常规超声检查期间获得的数据进行分析，产生 ROC 下 AUC 为 0.947 ± 0.045。

Huang 等[141]在一个 CADx 中提出了基于模式识别的病变区域分割方法,先使用全局变分模型以减少斑点噪声,然后用一种基于图的鲁棒分割方法把图像分割成一些子区域,再结合图像纹理抽取、特征选择和分类过程以自动地确定与乳腺相关的肿瘤区域,最后使用主动轮廓模型提取出肿瘤区域。该系统在试验应用中表现出良好的性能。

Cheng 等[142]对通过避免不准确的图像处理结果而造成的潜在错误的 CADx 系统进行了全面的研究,并具体对比了两个基于 SADE 的乳腺超声病变和肺 CT 结节诊断 CADx 系统性能。SDAE 架构具备自动特征探索机制和容忍噪声的优势,因此适于处理从不同成像方式产生的有内在噪声特性的医学图像数据。为了展示基于 SDAE 的 CADx 系统相对于传统方案的优越性,文章中将两种算法进行了比较。试验结果表明,基于 SADE 的 CADx 算法相对于常规的算法在性能上有显著的提升,这也表明深度学习技术能潜在改变 CADx 设计的模式,而不需面临具体的特征设计和选择问题。

3. 基于 CT 图像的乳腺癌症 CAD 系统

乳腺钼靶摄影对病变的显示存在非显著性和误报问题,会导致不必要的阴性穿刺活检。锥束乳腺 CT 扫描仪（bCT）作为一个新的专用图像方法,能够生成高质量的层析数据以提高乳腺组织和结构的可视化,并使病灶显示更显著。量化成像分析能够被用来从 bCT 图像集中抽取关于感兴趣组织的有用的数字信息[143]。

CAD 的准确输出依赖对病灶的有效分割,为此 Kuo 等[144]提出了 3D 模式下的乳腺肿瘤分割方法,先用 3D 径向梯度指数分割得到一个粗糙的轮廓,然后用基于 3D 水平集的主动轮廓算法对边缘进行细化。算法用肿块的中心点作为输入,设定 3 个边缘估计停止标准:①体积的变化范围;②每一次增长迭代后得到的分割区域的平均密度;③已分割区域内外的平均密度变化率。

Ray 等[145]通过使用定量成像（QI）分析的方法实现一个 CADx 系统。系统先执行图像预处理、感兴趣区分割（用迭代分水岭分割法），然后对分割的对象进行结构性分析（提取 8 个形态学参数、6 个基于 GLCM 的纹理特征参数），最后用 ANN 算法进行分类，并针对有效训练数据量较小的问题引入网络优化和交叉验证的方法弥补。上述两个方案准确率都较高，如训练有更大的数据集，系统的泛化性能还可进一步得到提高。

4. 基于 MRI 图像的乳腺癌 CAD 系统

自 20 世纪 90 年代以来，乳腺 MRI 就开始被用于表征和检测乳腺病变。MRI 诊断乳腺癌的灵敏度非常高，可达到 78%~98%，但特异度不足，只有 43%~75%。近些年发展起来的计算机辅助诊断软件的目的主要是为了使 MRI 分析和报告更便利，或试图进一步突出显示检测到的病变[143]。

Wang 等[146]开发了一个在 3D 动态对比增强磁共振图像上对乳腺肿瘤分割，利用动力学、形态学特征诊断分类的 CAD 系统。系统用由交叉动力学与 AUC 下面积相结合得到彩色映射图法探测潜在的乳腺病变区域，用区域增长法分割肿瘤。采用药代动力学或传统曲线分析算法对代表肿瘤的分割的动能曲线特征化，得到鲁棒的系统。

Pang 等[147]在乳腺磁共振图像上建立了一个全自动的乳腺肿块良性和恶性诊断分类系统。该系统包括：①乳腺分割，包含一个确定空气和乳腺边界和用曲线拟合确定肺壁的预处理步骤；②乳腺肿块分割，此环节引入了 Chan-Vese (CV)水平集方法；③SVM 结合 ReliefF 特征选择，用于把抽取的形状和纹理特征融合，得到一个分类得分。这个 RelifF/SVM/CVLS 混合的模型具有很好的性能。

Gallego-Ortiz 等[148]发表了在动态对比增强磁共振乳腺图像上区分肿瘤和非肿瘤 CAD 系统的研究，介绍了如何确定合适的特征和优化分类算法等问题。Agha 等[149]对一个新开发的 3T MRI CAD 系统的诊断性能进行评估，此试验对 120 个从超声图像上看表现有争议的或疑似恶性病变的女性病例的 3T MRI

CAD 诊断结果进行评估。评估结果显示，CAD 系统能达良好的灵敏度和特异度，对避免不必要的侵入式检查过程是有益的。

1.2.4 结直肠医学图像 CAD 系统

1. 基于光学结肠镜图像的 CAD 系统

结直肠癌（CRC）是世界范围内第三位常见癌，致死率位列第四，每年导致 700 000 人死亡[150, 151]。结直肠癌与结直肠息肉有着重要的关系（如图 1.4 所示[152]）。早期检查出并移除息肉，对可能发展为结直肠癌患者的寿命延长是至关重要的。光学结肠镜（OC）是息肉检出最普遍的工具，然而，由于结直肠的结构错综复杂，息肉的漏诊率保持在 25%左右，所以针对结直肠息肉的 CAD 系统对降低漏诊率是必要的。

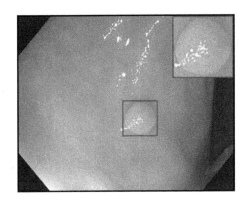

图 1.4 结肠息肉

Kominami 等[39]对他们开发的实时检测结直肠息肉的 CADx 系统进行了应用评估。该系统从窄带图像上以 5 和 7 像素尺度得到不同 128 维的 SIFT 特征描述子，用级联的 k-means 聚类形成描述不同类型图像的特征袋，最后用线性核 SVM 分类。对 41 个患者、118 个直肠切除后的患者进行检查，把系统的诊断结果与内窥镜、细胞组织学诊断结果进行了对比，取得了很高的一致性、灵敏度和特异度。

Devi 等[153]提出了一个减少结肠息肉 CADx 计算时间的方法。在 CAD 系统中首先用大津法分割结肠组织，然后用 k-Means 聚类抽取特征，最后用 SVM 和 ANN 利用特征对病变区域分类。该系统的学习效率很高，能为临床诊断决策提供额外的信息。与已有的系统相比，该系统还有更小的均方误差，而且计算用时也更少。

2. 基于 CTC 图像的 CAD 系统

临床医学光学结肠镜是目前息肉检测和去除的主要工具。不过由于它有侵入性，对于 50 岁以上的人群筛查，是被禁止使用的。作为替代筛查方法，不具侵入性的 CT 结肠镜（CTC）逐渐发展起来，对息肉的检测展现出较好的性能[154, 155]。CTC 也称作虚拟结肠镜，是一种用 CT 成像在经过清洗和空气扩张过的结肠上检测结肠息肉的技术。大多数 CTC CAD 系统由下面 3 步组成：从 CTC 图像中分割出结肠；从抽取的结肠中检测息肉 ROI；从息肉候选区域中去除假阳性或分类为良性/恶性病变。

1）结肠分割

对 CT 图像所做的准确和自动的分割是 CT 结肠造影中许多临床应用的关键步骤，在结肠息肉计算机辅助诊断检测（CAD）中也是如此。结肠分割实际上是指结肠壁的分割，是 CAD 方案的基本步骤。结肠壁的理想分割对于整个 CAD 方案的性能表现至关重要。如果结肠部分错过或小肠和一些其他结肠结构被错误地包括在内，那么后面的息肉检测和分类的质量将受到明显的影响[156]。

Yang 等[157]引入了图推理方法以移除结肠之外的部分，应对结肠分割中的两个挑战：结肠折叠和附着的非结肠结构去除；达到高质量的分割。首先把每一个 3D 空气填充的对象分解成一组 3D 区域，用区域层特征训练一个分类器以区分结肠区域和非结肠区域，去除明显分离的非结肠部分，然后用一个先验拓扑约束进行全局建模，去除剩下的未附着非结肠部分。对于附着的非结肠部分，在每一个 3D 对象内部的区域用一个级联的条件随机场建模，用生成的图形进行剪除。尽管在小区域分类时性能稍有欠佳，试验结果证实从各个区域之间依赖的角度建模，其性能超出了单纯从对象识别层次的差别学习方法。同时，这种方法也能提高依赖结肠分割的其他应用程序的性能，如 fly-through、CAD 和俯卧/仰卧配准等。Lu 等[158]也为这两个问题提供了可行的解决方案。第一个问题可通过最短路径选择算法解决，在整个过程中，正确连接结肠的断开段不再需要额外的操作。对于第二个问题，即如何处理环和结肠附着物（如骨骼和小肠），作者引入了基于互补的测地线距离图（CGDM）算法剔除。算法的试验结果与医生的手动分割结果达到了 90.56%的正确重合率。

2）息肉检测

息肉是从大肠（结肠或直肠）的黏膜突出并伸到肠道（管腔）中的组织的异常生长，扁平的，或有蒂。大部分结肠癌是从息肉发展而来的，不过这需要 5～15 年的恶性转变。结肠息肉的大小是一个与恶性发生风险相关的生物标志物，也对临床处理措施起指导作用。虚拟结肠镜工作组的专家的一致共识是：6～10 mm 的阈值是尤其值得关注的[33]。

Chen 等[159]发现，结肠息肉的实际大小比在 CTC 下观察到的平均小 1.2 mm 左右。为了更准确地检测结肠壁上的小息肉（5～8 mm），Wang 等[160]展开了一个结肠结构分解的息肉检测 CAD 方案研究。为了获得更好的检测结果，研究中使用了相对的全局和局部方法。复杂的结肠被分离成多个均匀的一致分段，通过对立体图像的二阶导数分析，将 Haustral 折叠和 Haustral 壁分成两种独立形态的形状。这样，息肉检测看起来像是在相对简单的表面上发现某些异常突起，因此立体图像中的小息肉形态学的突出特征将被增强。此试验中作者选取了 60 个患者，灵敏度均值为 0.99。

Song 等[160]展示了一个基于 Haralick 纹理分析模型的息肉虚拟病理学模型。探索利用从图像密度分布的高阶微分或振幅得到纹理特征（如梯度和曲率），模仿病理学振幅。一阶特征从图像密度分布梯度中抽取，二阶特征从图像密度分布曲率导出。通过在一个 3×3×3 的块中增加 9 个方向，将 2D Haralick 特征模型扩展成 3D，同时使用 3D 密度图和密度的相关信息及高阶关系构建了一个新的共生矩阵。最终的试验结果表明，用模型计算出的高阶纹理特征包含更多病理诊断所需的判别信息。

张国鹏等[161]在虚拟结肠镜系统中利用 3D 纹理特征实现病灶的计算机辅助诊断，并对几种常见的临床病理类型病灶和正常样本进行比较分析。分析显示，除了增生型息肉和管状腺瘤两组间区别不明显，其余组两两之间的差异均有统计学意义。此探索说明在虚拟结肠镜中用 3D 纹理特征对病灶进行分类，具有实现计算机辅助诊断的可行性。

在另一项研究[162]中，作者对以往用于检测结肠镜检查视频中的息肉 CAD 算法做了改进。作者在以往的工作中应用了一个特征图像模型，从各种视角和成像条件的结肠镜视频中提取表示息肉、正常组织、憩室等的特征。使用条件随机场（CRF）模型进行分类，该模型考虑了结肠镜检查视频中存在的空间和时间邻接关系。在该研究中使用从 CNN 经过训练以识别结肠镜检查视频中相同图像类型的框架，提取的特征作为图像特征描述符，用作 CRF 分类器的输入。与以前的传统特征图像模型相比，CNN 导出的特征显示出对视角和图像品质因素变化的更大不变性。最后使用人和小鼠结肠镜检查数据报告新算法的测试结果，达到了 85% 的灵敏度和 86% 的特异度。尽管如此，作者指出该研究中仅将 CRF 单独用于息肉检测，也没有把视频中相邻帧的关系结合到 CNN 中。

3）去假阳性/分类

CAD 方案中一般在候选区域检测之后是有监督的分类[14]，候选检测的任务是通过包括尽可能多的疑似病变区域来实现高检测灵敏度。CAD 中通常的分类方法是以领域知识人工提取许多基于灰度、纹理、几何和其他性质的特征为基础，进而设计和训练分类器进行分类。

并不是所有提取到的特征都可能有助于判别病变与非病变。因此，在有效分类器的设计中，选择最具差异性的特征来区分病变与非病变是至关重要的。Xu 等[163]提出了一种基于顺序前向浮动选择（SFFS）和特征选择方法，以提高 CT 结肠镜（CTC）中息肉计算机检测分类器的性能。作者将 SFFS 与 SVM 分类器相结合，选择能最大化 AUC 的相关特征。在 SFFS 程序中提出了两种使用不同停止标准的方法。第一种方法搜索 SFFS 过程中允许的所有特征组合，并选择最大化 AUC 值的子集。第二种方法在 SFFS 执行期间对每个步骤进行统计检验，如果 AUC 值的增加没有统计学差异则将其终止。通过比较发现：第二种方法有较低的计算成本。最后，作者用这些选择特征训练的两个 SVM 分类器分别在息肉的假阳性率为 4.1% 和 6.5% 时产生 96% 的检测灵敏度。

对于诊断结肠息肉病变的恶性/良性的 CAD，Hu 等[154]发现对于支持向量机（SVM）、随机森林（RF）和线性判别分析（LDA），每个分类器各有优缺点，在不同的情况下性能变化较大。受此启发，作者探索新的分类器克服单个分类器的局限性，通过对 3 种分类器的不同组合并试验测试，最终发现 3 种分类器的结合分类性能是最好的。在通过计算机辅助诊断疑似病变时，特征分类扮演着重要的角色。在 CAD 系统中，RF 是广泛集成的分类学习算法，由 kNN 和 wkNN 分类器得到的位置指数（LI）有很高的判别准确度。Hu 等[164]设计了一个算法，把 LI 集成到 RF 中，对于一个新的待检测样例，先用位置指数尺度检测其 LI 得分，如得分在边缘阈值外，则明显属于某一类；如得分在边缘阈值内，则进一步用建立的 RF 模型判断其类别。这样既提高了运算速度，也得到了更高的系统分类性能。

3. 其他结直肠医学图像 CAD 系统

自体荧光是指生物组织被一定波长的激发光激发后，处于激发态的分子在下降到基态过程中，以光量子的形式释放出所吸收的能量，即荧光。荧光的产生与生物体特定的分子结构有关，不同的生物组织由于其分子结构的不同，所对应的荧光光谱也不同。这种特异性的自体荧光可作为内镜下确定活检部位的参照指标，有助于提高早期癌症的检出率。

Aihara 等[165]开发了一个在自体荧光内镜（AFE）检查时通过实时颜色区分结肠肿瘤病变和非肿瘤病变的 CAD 系统。在 AFE 检查中对病变区域色调采样，绿/红比小于 1.01 则被判断为肿瘤，小于 1.01 则被判断为非肿瘤。研究表明该系统可以明显减少对非肿瘤病变的误诊。

1.2.5 前列腺医学图像 CAD 系统

前列腺癌（PCa，如图 1.5 所示[166]）是世界范围内最常见的男性癌症之一，约占男性癌症总量的 21%。致死率在所有癌症中列第三位，占 8%左右。美国癌症学会预测，2016 年美国新增的前列腺癌患者约为 180 890，而因此病死亡的人数不少于 26 000 人[35]。

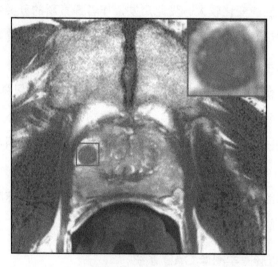

图 1.5　前列腺癌

基于 MRI 图像的 CAD 系统

减少前列腺癌致死率的主要方法是早期发现并加强治疗。数字直肠检查

（DRE）只能鉴别到后周围区域的肿瘤，因此不能检测到发病于前部周边、中心区域和过渡区域的许多肿瘤[167]，或小的肿瘤也不能被触诊检出。基于血液检查的前列腺特异性抗原（PSA）测试用于良性/恶性判断有过度诊断和过度治疗的高风险[168]。尽管经直肠超声（TRUS）引导下的随机系统的活检易于发现小而危险度低的癌症，TRUS 比 MP-MRI 更方便，成本更低，但其低灵敏度不适合大量患者群体的全筛选[169]。

磁共振（MR）能够提供功能性的组织信息以及解剖信息。多参数核磁技术的 T1 加权（T1-weighted，T1-w）、T2 加权（T2-weighted，T2-w）、弥散加权（Diffusion-weighted，DW）、动态对比增强（Dynamic Contrast-enhanced）是目前前列腺诊断中常用的图像方法[170]。

基于 MRI 的 CAD 系统流程中，预处理环节的主要目的是减少噪声，去除伪影和标准化信号密度；由于后面的操作都是集中在前列腺上，所以需要把前列腺从每一个 MRI 模式中分割出来；配准是把所有的分割出来的 MRI 图像匹配重叠到同一个参考帧上，以消除由于患者移动或不同获取参数引起的不对齐问题；经过上面的步骤数据正则化以后，就可以抽取特征并分类这些数据，得到可能病变的位置（CADe）或这些病变的恶性程度（CADx）[171]。

1）预处理和配准

因为多参数 MRI（MP-MRI）不但能通过 T2-w 提供图像的形态学信息，而且能利用 DW-MR 图像和 DCE-MR 图像估计组织的生理学特性，所以逐渐成为潜在的前列腺癌替代筛选方法。Giannini 等[168]展示的一个基于 MP-MRI 分析的前列腺癌 CAD 系统，在图像配准阶段使用了两个步骤：①DWI-T2-w 配准。首先应用刚性配准来校正主要由运动或涡流引起的可能的平移和缩放伪像。对膀胱通过应用于 ADC 图上的分水岭算法在 DWI 上被自动分割，并且通过 k 均值聚类在 T2-w 图像上自动分割，发现仿射变换耦合在 T2-w 和 DW 图像上的膀胱分割掩模的边界点。然后执行具有变形场（T）的非刚性配准步骤，从由该算法自动分段的卷的上边界开始。假设由磁场不均匀性引起的像素偏移特别是在相位编码方向上发生，并沿与卷的距离线性减小，T 沿着垂直方向被建模为线性衰减场。②DCE-T2-w 配准。选择基于相互信息（MI）的相似性作为度量，使用 0 阶（boxcar）B 样条内核计算图像概率密度函数（PDF）；同时，为确保平滑度，用三阶 B 样条核计算运动图像强度 PDF，通过试错逐渐改进迭代计算，直到满足终止条件。配准之后的数据集中的每一个像素都可以表示成由图像密度、量化的生理信息值和表观扩散系数（ADC）值等特征组成的向量。接着，这些所有的参数被送到分类器中，这个分类器最大化对真阳性的检测，同时使假阳性良性区域最小化。

Liu 等[172]探索了在 CADx 中使用一个基于 T2-w、弥散加权和动态增强 MRI 图像的有监督的统计学习方法。系统首先对待处理图像作预处理，对 T2-w 图像按比例归一化，对 DWI 图像逐体素计算出表观扩散系数（ADC）的映射图，对于 DCE 图像，用 Tofts 双室药代动力学模型生成 Ktrans 图。然后使用存储在 DICOM 图像头部中的坐标信息来配准 T2-w、ADC 和 Ktrans 图。每个图像切片被认为是在标题信息中给出的原点和方向的平面。为了找到对应的体素，最高分辨率序列中的体素被投射到其他成像模式中最接近的切片。最后提取每种模式图像的局部统计学特征，包括密度、形状和活检靶的纹理信息，用监督方法训练 SVM。试验证明，使用三模 MRI 特征的算法的 CADx 性能比仅用 T2-w 特征的传统算法表现出明显的提升。

2）分割

前列腺医学图像分割是临床和图像处理工作流程中的重要一步。在临床设置中前列腺分割可用于放射治疗、PSA 密度计算等，也是前列腺体积和计算机辅助诊断上的指标。在图像处理中器官的分割通常是强制性的第一步，使得后续的算法可以集中在感兴趣的区域上。这也会降低算法复杂性和计算时间。Litjens[173]等对他们的多图集分割技术进行了评估。多图集算法的过程由两个不同的步骤组成：第一，使用局部互信息作为度量将图集配准到未知的案例，将获得的变换应用于图集的分割。第二，使用选择性和迭代方法进行性能等级估计（SIMPLE）算法来合并图集标签，将变换的分割融合，以获得感兴趣的器官的最终二进制分割。通过在前列腺 MR 图像分割挑战（PROMISE12）的数据上的数据测试，得到了中值 Dice 系数为 0.83。

活动外观模型（AAM）使用一组解剖标志来定义每个对象的形状。然而，解剖标志可能难以识别，而且传统的 AAM 只允许对单个感兴趣的对象进行分割。MLA 可以同时分割多个对象，并利用多个级别而不是解剖标记定义形状。Toth 等[174]提出了流行的 AAM 算法的改进方案，构建一个分层分割框架，称之为多级集 AAM（MLA）。作为解剖标志独立的 AAM，MLA 允许确定多个对象的级别，并允许它们与图像强度耦合。这使得 MLA 具有在新图像中同时分割多个感兴趣对象的灵活性。这个构架通过给定的前列腺分割取得领域的特定属性，来帮助驱动嵌入在前列腺内的其他组织的分割。作者应用 MLA 从一组 40 个直肠内 T2-w MRI 图像中分割前列腺囊、前列腺周围区（PZ）和前列腺中央腺（CG），产生的平均 Dice 相似系数（DSC）分别为 0.89、0.84 和 0.76。

高效准确地提取前列腺，特别是其临床 3D MR 图像上的子区域，对图像引导的前列腺干预和前列腺癌的诊断非常有意义。Qiu 等[175]提出了一种新的多区域分割方案，可以同时定位前列腺及其两个主要子区域的边界：中央腺体和周边区域。该方案利用空间区域一致性的先验知识，并采用定制的前列腺外观模型来同时分割多个有临床意义的区域。通过凸松弛来解决所产生的具有挑战性的组合优化问题，方案引入了一种新的空间连续流最大化模型，并展示了其区域一致性约束条件下凸松弛优化问题的二元性。此外，研究中提出的连续最大流模型自然产生了一种新型高效的连续最大流量算法，在数值方面具有很大的优势，并可以很容易地在 GPU 上实现。最后，作者通过 15 个 T2-w 3D 前列腺 MR 图像的试验，证明此方案的表现是非常有前景的。相近地，Yuan 等[176]提出了耦合水平集/轮廓演化方法，可以同时定位前列腺区域及其两个子区域，引入了前面开发的凸松弛技术，以全局优化方式共同演化两个耦合水平集。与传统的水平集方法相反，作者证明了两个耦合水平集可以在每个离散的时间帧同时移动到它们的全局最优位置，同时保持空间的一致性；作者通过凸松弛解决了在每个离散时间演化过程中产生的复杂的组合优化问题，并展示了其全局和精确的最优性，同时引入了新的耦合连续最大流模型，展示了其对所研究的凸松弛优化问题的二元性区域约束。10 个 T2-w 3D 前列腺 MRI 的试验结果表现出其良好的分割性能。

3）特征选取和分类

A.Rampun 等 [177] 描述了一个结合 T2-w 磁共振引导、对周围区域进行前列腺活检的 CAD 系统。作者把周边区域分成 4 个子区域，通过对比子区域灰度直方图与恶性灰度直方图模板乘积和与子区域与正常灰度直方图模板乘积和的总概率矩阵，估计异常程度。E.Niaf 等[178]对一个基于多参数核磁共振图像确定前列腺癌在外围区域发生可能性测量的 CAD 系统进行了评估。从灰度、纹理和梯度三方面共 140 个特征中通过学习自动选取特征。实验使用 t-test 特征选择算法结合 SVM 分类。模仿专家区分恶性病变和疑似组织，CADx 的性能 AUC 显示出其在周边区域辅助检测癌症方面是有潜力的。

对于 MRI 图像的计算机辅助诊断，Zhou 等[179]尝试了基于集成 SVM 的多特征前列腺 CAD 系统研究。方案如下：①提取 MRI 图像中前列腺 ROI 的统计学、纹理和不变矩三类特征。②在每类特征空间中选取不同的特征子集结合 SVM 形成子函数，并通过投票算法对每类特征中的子函数整合。③对②的结果通过投票再次整合。④以前列腺患者的 MRI 图像作为原始数据，将此集成的 SVM 用于辅助诊断。此试验结果显示该算法能有效提高前列腺癌的识别准确性。

在计算机辅助诊断领域，深度学习已经显示了巨大潜力。但在许多应用中，大型数据集不可用。这使得复杂的深度学习神经网络（DNN）的训练困难。Chen 等[180]展示了通过迁移学习，用一个前列腺 X 挑战赛提供的有限数据快速重新训练最新的 DNN 模型。训练数据由 330 例病灶组成，仅 78 例临床表现显著。作者引入了 ImageNet 预先训练的 inceptionV3 和 Vgg-16 模型。针对样本量不足的问题，使用随机旋转和平移进行数据放大；针对数据不平衡的问题，作者对阳性样例实施过采样以增加数据量，对阴性样例实施降采样以减少数据增加。作者还对预训练的模型在最终的全连接分类层进行修改，以满足此分类任务的需求。对前列腺 X 检验数据，两模型分别获得了 0.81 和 0.83 的 AUC。作者还发现，针对不同前列腺区域训练的模型具有不同的灵敏度，如在合并结果之前应用比例因子会提高最终结果的 AUC。

1.2.6 其他前列腺癌相关医学图像 CAD 系统

成功治疗前列腺癌很大程度上取决于早期诊断，而其确诊要通过手动分析活检样本来确定[181]。在美国每年进行一百万次以上的前列腺活组织检查，其中每一次都产生大约 6～14 个组织样本。随后在显微镜下分析这些样本中癌症的存在和分级。这些活检的 60%～70%是前列腺癌阴性[182]，这意味着病理学家的大部分时间都用于检查良性组织。被鉴定为前列腺癌的区域再进行 Gleason 评分，基于样本中变异组织存在的模式反映肿瘤的恶性程度[183]。精确的组织分级受到许多因素的阻碍，包括病理学家的疲劳、应用的变异性和分级标准的解释，以及假前列腺癌（良性增生、高级别前列腺上皮内瘤变）外观的良性组织的存在[184, 185]。引入能够自动、准确和可重复地在图像上发现可疑前列腺癌区域的定量"第二读者"来减轻这些困难[186]是必要的。

Doyle 等[187]提出了一个增强的贝叶斯多分辨率（BBMR）系统来识别数字活检片上前列腺癌的区域。该系统先将整个幻灯片图像分解成包含多个分辨率级别的图像金字塔，随后在更高分辨率水平下更详细地检查以较低分辨率水平通过贝叶斯分类器识别为癌症的区域，从而允许对大图像进行快速和有效的分析。在每个分辨率级别，使用 AdaBoost 集合方法从超过 900 个一阶统计、二阶共生和 Gabor 滤波器特征的池中选择 10 个图像特征。在从 58 例患者中获得的

100 张图像的实验中，BBMR 方案产生非常理想的分类结果。

1.3 医学图像 CAD 的性能评估

1.3.1 医学图像数据集

性能评估是 CAD 系统研究的一个重要环节，使用公共的医学图像样本数据集是各类 CAD 系统性能有效和客观公平评估的基础[188]。样本集的建立是非常困难的工程，大多数研究机构的数据集不对外公开，目前研究对比常用的公开的医学图像样本数据集如表 1.1 所示。

表 1.1 公开的医学图像样本数据集

数据库名	全称	图像类别	样本量	创建组织	存储地址
ACRIN-CTC	American College of Radiology Imaging Network CT Colonography	结肠 CT	825 病例	American College of Radiology Imaging Network	https://wiki.cancerimaginga-rchive.net/display/Public/CT+COLONOGRAPHY
DDSM	Digital Database for Screening Mammography	乳腺钼靶	2620 病例分为 43 个卷	University of South Florida	http://marathon.csee.usf.edu/Mammography/Database.html
JSRT	Japanese Society of Radiological Technology	肺部 X 光片	247 张摄片	Japanese Society of Radiological Technology	http://www.jsrt.or.jp/jsrt-db/eng.php
LIDC	Lung Image Database Consortium	肺部 CT、CR、DX	1010 病例	Cancer imaging program	https://imaging.cancer.gov/informatics/lidcidri
LISS	Lung CT Imaging Signs	肺部 CT	271 病例	Beijing Institute of Technology	http://www.iscbit.org/LISS.html
Mini-MIAS	The mini-MIAS database of mammograms	乳腺钼靶	322 病例	Mammographic Image Analysis Society (MIAS)	http://peipa.essex.ac.uk/info/mias.html

续表

数据库名	全称	图像类别	样本量	创建组织	存储地址
PFMP	Prostate Fused-MRI-Pathology	前列腺MR	28病例	Case Western Reserve University、Hospital at the University of Pennsylvania	https://pathology.cancerimagingarchive.net/pathdata/
PROSTATE-DIAGNOSIS	prostate Magnetic Resonance Images	前列腺MR	92病例	National Cancer Institute	https://wiki.cancerimagingarchive.net/display/Public/PROSTATE-DIAGNOSIS
PROMISE12	Prostate MR Image Segmentation-challenge 2012	前列腺MR	50病例	MICCAI Workshop Organizers	https://promise12.grand-challenge.org/Download/
RIDER Breast MRI	The Reference Image Database to Evaluate Therapy Response Breast MRI	乳腺MR	2400张摄片	UNIVERSITY of MICHIGAN	https://wiki.nci.nih.gov/display/CIP/RIDER
RIDER Lung CT	The Reference Image Database to Evaluate Therapy Response Lung CT	肺部CT、PT	269,522张摄片	UNIVERSITY of WASHINGTON	https://wiki.nci.nih.gov/display/CIP/RIDER
SCR	Segmentation in Chest Radiographs database	肺部X光片	247张摄片	Utrecht University	http://www.isi.uu.nl/Research/Databases/SCR/download.php

1.3.2 评估方法

通常用灵敏度、特异度[189]、FPR假阳性率、准确率、精确度、ROC和混淆矩阵等指标来衡量CAD系统的检测/诊断性能。对于医学图像的ROI区域，可以用阳性（Positive）或阴性（Negative）来描述其为病变或非病变，对其判断的正确与否可以用真（True）或假（False）表示，那么CAD系统输出的检测诊断结果可能为：①真阳性（TP），即诊断为阳性的对象，其真实值也是阳性；②真阴性（TN），即诊断为阴性的对象，其真实值也是阴性；③假阳性（FP），即诊断为阳性的对象其真实值为阴性；④假阴性（FN），即诊断为阴性的对象，其真实值为阳性。ROI 实例真实值与 CAD 系统诊断结果的交叉对应表如表 1.2 所示。

表 1.2　实例真实值与 CAD 系统诊断结果的交叉对应表

		真实值		输出合计
		阳性	阴性	
CAD 输出值	阳性	真阳性（TP）	假阳性（FP）	阳性
	阴性	假阴性（FN）	真阴性（TN）	阴性
真值个数合计		阳性	阴性	

灵敏度、特异度、假阳性率、准确率、精确度、阴性预测值的计算公式为：

$$灵敏度=真阳性率=TP/(TP+FN)\times100\% \tag{1}$$

$$特异度=真阴性率=TN/(TN+FP)\times100\% \tag{2}$$

$$假阳性率=1-TFR=FP/(TP+FN)\times100\% \tag{3}$$

$$准确率=(TP+TN)/(TP+TN+FP+FN)\times100\% \tag{4}$$

$$精确度=阳性预测值=TP/(TP+FP)\times100\% \tag{5}$$

$$阴性预测值=TN/(TN+FN)\times100\% \tag{6}$$

式中，TP 为真阳性例数，FN 为假阴性例数，TN 为真阴性例数，FP 为假阳性例数。

灵敏度又称真阳性率（TPR），为异常区域中被正确识别为阳性的比值，是衡量一个系统真阳性识别性能的尺度。敏感的系统能够识别出要找的阳性个体，同时很少产生假阴性。特异度又称真阴性率（TNR），是正常类别中被正确识别为阴性的比值，特异度是衡量一个系统能在多大程度上把阴性个体正确地识别出来，或者挑出那些不是期望的个体。假阳性率（FPR）是真阴性类别中被识别为阳性的比值，一个好的系统有很高的灵敏度和特异度，同时假阳性率极低。准确率是对象中真阳性和真阴性个体被正确识别的比值。精确度也称阳性预测值（PPV），是被识别为阳性个体中真阳性的比值。阴性预测值（NPV）为被识别为阴性的个体中真阴性的比值。

受试者操作特征（ROC）曲线是基于统计学决策理论产生的，被广泛应用于 CAD 系统评估中[190]。ROC 曲线把系统的真阳性率（TPR）表示为1—灵敏度的函数，用 ROC 曲线下面积（AUC）度量 CAD 系统的整体性能。AUC 越接近 1 表示系统的性能越好。图 1.6 表示系统 CAD1 的性能优于 CAD2 的性能，当 AUC 为 1 时系统是完美的，它能将所有的样本都正确地分类。一般情况下，当系统的真阳性率值增大时，相应的假阳性率值也会增大，所以系统的 AUC 一般不会达到 1。当 ROC 曲线与如图 1.6 所示的对角线重合时表示系统决策成功的概率为 50%，这样的系统是不成功的。

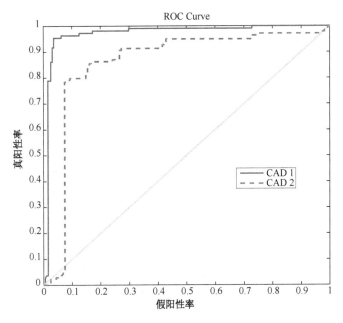

图1.6　受试者操作特征曲线（ROC Curve）示例

当一幅图像上有多个异常结果需要定性、定量、定位检测分析时，ROC 方法无法完成评价任务。Bunch 等[191]提出了另外一种常用的评估方法——自由响应 ROC 曲线（FROC），这个曲线描述了敏感度随每张图像（或区域）上的假阳性率变化的函数，并将不同阈值下的这两个检测量的统计值绘制在同一张图中以评价系统的性能。类似于 ROC，曲线越靠近图的左上角表明系统的检测性能越好。FROC 曲线有两种表现形式，如图 1.7 所示。

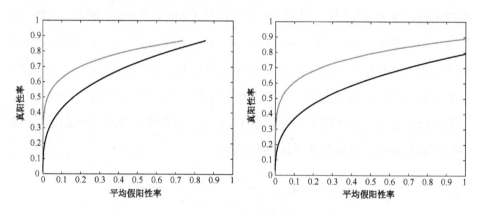

图 1.7　自由响应 ROC 曲线（FROC Curve）示例

注：其中 $u=1-e^{-\lambda}$，λ 为每张图片（或区域）上的假阳性数

混淆矩阵[如等式（1-1）]也是评价 CAD 系统性能的一种常用方法[192]。假设对于 N 类模式的分类任务，识别数据集 D 包括 T_0 个样本，每类模式分别含有 T_i 个数据（$i=1,\cdots,N$）。某个 CAD 系统 C，cm_{ij} 表示第 i 类模式被 CAD 系统 C 判断成第 j 类模式的数据占第 i 类模式样本总数的百分率。

$$CM(C,D) = \begin{bmatrix} \mathrm{cm}_{11} & \mathrm{cm}_{12} & \cdots & \mathrm{cm}_{1i} & \cdots & \mathrm{cm}_{1N} \\ \mathrm{cm}_{21} & \mathrm{cm}_{22} & \cdots & \mathrm{cm}_{2i} & \cdots & \mathrm{cm}_{2N} \\ \vdots & \vdots & & \vdots & & \vdots \\ \mathrm{cm}_{i1} & \mathrm{cm}_{i2} & \cdots & \mathrm{cm}_{ii} & \cdots & \mathrm{cm}_{iN} \\ \vdots & \vdots & & \vdots & & \vdots \\ \mathrm{cm}_{N1} & \mathrm{cm}_{N2} & \cdots & \mathrm{cm}_{Ni} & \cdots & \mathrm{cm}_{NN} \end{bmatrix} \qquad (1\text{-}1)$$

混淆矩阵中元素的行下标对应目标的真实属性，列下标对应分类器产生的识别属性。对角线元素表示各模式能够被 CAD 系统 C 正确识别的百分率，而非对角线元素则表示发生错误判断的百分率。在理想情况下，每个样本的预测类别都是正确的，那么混淆矩阵就变成一个对角阵。

本书所用系统评估方法分布如图 1.8 所示。

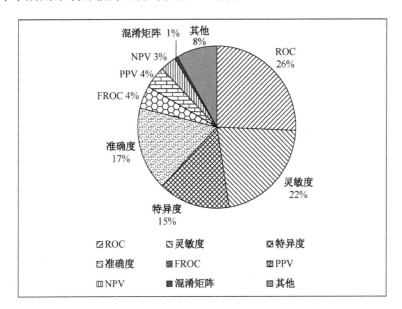

图 1.8　本书所用系统评估方法分布

1.4 系统所用算法和特征汇总

基于医学图像的计算机辅助检测/诊断技术已经成为国内外研究的热点之一，相关的理论和方法也得到不断发展和完善，部分成果在实际医疗诊断中得到应用。优秀的算法和恰到好处的特征选择是卓越 CAD 系统的基础。表 1.3 汇总了 2012 年以来一些 CAD 系统在不同环节所用的主要算法。表 1.4 列举了 CAD 系统中在假阳性去除或 ROIs 诊断分类时所用到的特征。

表 1.3　CAD 系统不同环节所用算法列表

文章	预处理	图像预分割	ROI 检测	降维及特征选择	假阳性去除/分类
[10]		域值法	形态学		3D MTANN（大规模训练的人工神经网络）
[18]					贝叶斯公式
[19]			峰值法		
[33]	灰度正则化	最大后验概率-最大期望算法			SVM（支持向量机）
[34]				"wrapper" 方法	ColonCAD 原形
[39]					SVM
[43]			区域增长法、域值法		k-NN（k 近邻算法）
[45]			多阈值法		模板匹配、层次聚类法
[46]	拉普拉斯滤波			PCA	Rotation 森林
[48]	碟形模糊滤波		阈值法、大津法、Rosin 法、正则分布法、高斯参数法、矩量保持法、Kapur 和熵法、Kittler 聚类、拓扑稳定状态法		
[49]		神经网络			神经网络
[50]	小波变换、阈值量化				
[51]					k-NN
[57]	降采样、局部对比增强	域值法	多域值法、形态学	顺序前进法（SFS）	线性辨别（FLD）分类器、二次分类器
[58]	自适应维纳滤波(wiener)	迭代阈值、形态学、多层前馈网络	区域增长法		多层神经网络
[59]	自适应中值滤波、CLAHE		多阈值法		修改的 BFGS
[61]	Gabor、自动增强、FFT		阈值法、Marker-Controlled Watershed	二值化、Masking Approach	

续表

文章	预处理	图像预分割	ROI 检测	降维及特征选择	假阳性去除/分类
[65]	区域增长、形态学	分水岭算法	阈值法	PCA	SVM
[69]			单点集合分割算法	不相关特征递归消除	k-NN
[70]			滚球、区域增长		3D SVM
[71]			拉普拉斯双边滤波		
[72]		1-D 大津法	2-D 大津法	遗传算法	高斯混合模型
[73]			3D Hessian、3D 高斯平滑		
[74]		多域值	基于规则的方法		SVM、Particle swarm algorithm（粒子群算法）
[75]	重采样				多尺度 CNN（卷积神经网络）、SVM
[76]				LDA、GA	ANN（人工神经网络）
[77]				GA	FFNN（前馈神经网络）
[81]				Fisher、GA	SVM、Bagging（装袋法）、朴素贝叶斯、k-NN、AdaBoost（自举算法）
[82]		高斯平滑、域值法	区域增长	多核特征选择	SVM
[84]		域值法、Channeler Ant Model			FFNN、Voxel-Based Neural Approach（基于三维体元素的神经网络算法）
[85]	降采样、过采样				SVM

续表

文章	预处理	图像预分割	ROI 检测	降维及特征选择	假阳性去除/分类
[86]			区域增长法		随机森林、SVM、决策树、k-NN、LASSO（套索）回归、神经网络
[87]	降采样				CNN、DBN、SDAE（堆栈去噪自编码）
[88]	单调三次分段插值				SVM
[90]	中值滤波、直方图均衡化				ANN
[91]					分类回归树
[92]			FCM 聚类分割		半监督 FCM 聚类
[93]	神经网络滤波器	MTANN			MTANN
[94]					OverFeat、SVM
[95]		自适应域值法、动态规划算法	滑降算法		CNN
[99]	中值滤波、有限对比适应性直方均衡化	自适应阈值法、活动边缘模型		PCA	SVM
[100]	CLAHE、2D自适应中值滤波	阈值法	阈值法		SVM、朴素贝叶斯、k-NN、逻辑回归、决策树、随机森林、多感知器这神经网络
[101]	中值滤波、阈值、形态开、形态闭、膨胀、腐蚀	阈值法	阈值法、CLAHE、Sobel算子		SVM

文章	预处理	图像预分割	ROI 检测	降维及特征选择	假阳性去除/分类
[104]			区域增长法、手动		k-NN、遗传算法、CBIR（基于内容的图像检索）
[105]	全局均衡变换、均值滤波	腐蚀、膨胀、Sobel 操作、大津域值法	灰度量化	PCA	自动异常检测分类
[106]	缩放、二值化、腐蚀、区域确定		k-means 聚类		
[107]			模板匹配	阈值法	k-NN 聚类
[108]			CNN、DBN、GMM、有条件随机场、结构化 SVM		
[111]	多尺度森增强、钙化信噪比增强	域值迭代、多域值法	域值迭代、对象增长		聚类
[112]	阈值法	阈值法	小波分析		极限学习机（ELM）
[115]	自动域值和标签、顶帽滤波、伽马校正	伽柏滤波、域值法	域值法		SVM
[116]	CLAHE				SVM
[120]			Gabor filters	PCA	A^2INET
[121]	中值滤波	阈值法	空间模糊 C-means	顺序前向浮动选择	朴素贝叶斯
[122]			高斯差分、多层地形区域增长、活动边缘		ANN
[126]				GA	神经网络
[127]			手动	动态域值法	SVM
[128]		多阈值法			集成融合、SVM、神经网络
[130]	正则化				SVM
[131]	线性霍夫变换	区域增长法			SVM
[132]			高斯滤波		ANN

续表

文章	预处理	图像预分割	ROI 检测	降维及特征选择	假阳性去除/分类
[133]			模糊检测算法	NN	BPNN（反向传播神经网络）
[135]					人工免疫半监督学习算法
[137]	局部对比正则化	大津法			
[138]	Weiner 滤波，直方图均衡		区域增长法，标记控制的分水岭分割		
[139]			主动轮廓模型	高斯分布曲线	MLP（多层感知机）
[141]	手动			Student t test or the Mann-Whitney U-test	二值逻辑回归
[142]				independent-samples t-test	Wilks' λ 逐步统计
[143]	总变分模型	基于图的鲁棒方法		双聚类打分	SVM
[145]			最大期望/后边缘最小化		统计关联规挖掘
[146]			3D 主动轮廓水平集		
[147]		迭代分水岭法			ANN
[148]		全局主动轮廓、全局+局部主动轮廓		多线性回归	LDA
[149]		区域增长法			Student's t-test
[150]	阈值法、形态学开、形态学闭、空洞填充、连接成份抽取	边缘轮廓分析、曲面拟合、梯度向量流算法		SVM	
[151]				随机森林	随机森林+决策树
[156]	中值滤波	大津法	域值法、k-means 聚类		SVM
[157]				"R-包"随机森林	SVM、RF（随机森林）、LDA

续表

文章	预处理	图像预分割	ROI 检测	降维及特征选择	假阳性去除/分类
[160]		阈值法			boosting tree（提升树）
[161]	形态学腐蚀	测地距离变换			
[163]		后验期望最大化、阈值法			SVM
[164]					SVM
[165]			手工	PCA	Hotelling T-square（赫特灵 T 平方）
[166]	隐马尔可夫模型				条件随机场
[168]				SFFS、AUC 最大	SVM
[169]				随机森林	位置指数嵌入式随机森林
[170]		手动			邦弗朗尼-邓恩方法
[173]	配准、小波滤波				贝叶斯
[175]					LDA
[177]	配准				SVM
[178]	配准	多图集分割算法			
[179]	正则化	多水平集			
[180]		空间连续流最大化模型			
[181]		耦合水平集			
[182]	中值滤波		阈值法		决策阈值法
[183]				t-test、交互信息、最小冗余最大关联	LDA、SVM、k-NN、朴素贝叶斯
[184]				组合 SVM	SVM

文章	预处理	图像预分割	ROI 检测	降维及特征选择	假阳性去除/分类
[185]					Inception v3、VGG-16 12
[192]	降采样、颜色正则化				多分辨增强率贝叶斯算法
[197]	西格玛滤波、梯度幅值滤波	水平集			SPSS
[198]	3D 傅立叶变换、洛伦兹函数	模糊 c-means 聚类算法（FCM）		LDA	二分类贝叶斯神经网络
[200]	正则化				CBIR、k-NN
[201]		自适应域值法、k-means、FCM 竞争神经网络、GMM			k-NN、决策树
[202]					LDA
[203]	西格玛滤波、梯度幅值滤波	水平集、形态学闭合、3D 细化算法、广度优先搜索和修剪算法			
[204]	西格玛对比增强		最大期望分割法、k-means 聚类	LDA	SVM
[205]		区域增长算法			二值逻辑回归
[206]				PCA	SVM
[207]				逐步法	ANN
[208]		迭代选择性能级别评估	智能开算法		Gentle Boost（温和提升算法）、RF

续表

文章	预处理	图像预分割	ROI 检测	降维及特征选择	假阳性去除/分类
[209]	线性插值、过采样	区域增长算法、模糊连接度计算		双列相关系数	
[210]	序列西格玛滤波、梯度幅值滤波	水平集、形态学闭合			SVM
[211]	刚性和弹性配准		域值法		
[212]	立方插值		交叉数算法、奇偶规则算法	PCA	SVM
[213]	弹性配准算法	直方图域值法			SVM
[214]		主动轮廓模型			SVM
[215]		大津法			SVM
[216]			标准局部形状索引指数		贝叶斯多个实例关联向量机
[217]				分层聚合和自组织映射	MFF-NN（多层前馈神经网络）、k-NN、LDA、NC（最近质心）
[218]		基于增强阈值的分割			SVM
[219]					ANN
[220]	运动补偿				SVM
[221]	密度正则化		正交方向螺旋扫描技术		SVM
[222]	图像配准			PCA	SVM
[223]	正规化				词汇树、k-means聚类
[224]	重采样、密度正则化		螺旋扫描算法		SVM
[225]				Fuzzy-Omega 算法	模糊逻辑

续表

文章	预处理	图像预分割	ROI 检测	降维及特征选择	假阳性去除/分类
[226]	高斯低通滤波、空白遮罩滑动（去光晕）、直方图拉伸（对比增强）	自适应域值、k-means 聚类、条件腐蚀		顺序向前选择法	k-NN
[227]		自动域值法			
[228]			阈值法		SVM
[229]	拉普拉斯算子、平滑滤波	Kirsch 算子、二值分割、小波变换		PCA	SVM
[230]					朴素贝叶斯、逻辑回归
[231]	Horn 和 Schunck 方法（运动补偿）	交互区域增长法			SVM
[232]	立方插值法		高斯差分		核函数主成份分析
[233]		主动轮廓模型		LDA	k-NN+RRF
[234]	CLAHE、各向异性扩散滤波、Gabor 滤波	分水岭			Fisher discriminant analysis (FLDA)
[235]					分类回归决策树
[237]	直方图均衡化			SVM 特性评价	SVM、k-NN
[238]	直方图均衡化			SVM	k-NN、SVM
[239]		自动域值法、k-means	分水岭法		k-NN
[240]	贝叶斯分类	均值漂移分割			ANN、SVM
[241]	同态滤波	阈值法			

续表

文章	预处理	图像预分割	ROI 检测	降维及特征选择	假阳性去除/分类
[242]	图像配准、Horn 和 Schunck 方法运动补偿				SVM
[243]	累积和方法（直方图拉伸）、CLAHE		墨西哥帽子滤波、霍夫变换、大津法、模糊 C-Means 聚合、带标记控制的分水岭变换		SVM、MLP、LVQ（学习向量量化）、PNN（概率神经网络）
[244]					SVM
[245]	直方图均衡化、小波变换				模糊多参数支持向量机
[246]				PCA	PCA、ICA、模糊分类器
[247]		二值化			模糊系统
[248]	CLAHE				ESN（回声状态网）
[249]	峰值信噪比、中值滤波		区域增长法		
[250]			域值法		SVM、AdaBoost
[262]			小波变换	基于相关性特征选择器	三步骤半监督学习
[263]			随机森林半监督学习		
[264]					自适应数据编辑联合训练类型随机森林
[265]		多域值算法			多算法融合
[268]	密度正则化		CNN		
[272]	B 样条插值				GoogLeNet、VGG、Overfeat、AlexNet、CifarNet
[273]	过采样、正则化				CNN、SVM

续表

文章	预处理	图像预分割	ROI 检测	降维及特征选择	假阳性去除/分类
[274]	降采样、3D 拉普拉斯算子、正则化		3D 聚类、活动边缘		深度 CNN、LDA
[275]					AlexNet
[276]	傅立叶变换、滤波反投影法			FDR	SVM
[277]		区域增长法		最佳优先搜索算法	LDA
[279]		区域增长算法	交替 C 均值聚类		概率神经网络
[280]	平面场正则化、中值滤波				SVM
[282]			混合域值法	增益比例特征选择	SVM、RF、逻辑模型树、隐朴素贝叶斯

注：上表中未写明缩写的中文全称者，应在表注中逐一补充

表 1.4　CAD 系统在去假阳性 ROIs 或分类时所用特征

特征类	特征子类	文章
几何特征		[20]、[33]、[34]、[57]、[81]、[90]、[107]、[115]、[116]、[145]、[156]、[158]、[161]、[170]、[198]、[203]、[204]、[209]、[225]、[228]、[232]、[233]、[239]、[242]、[245]、[282]
	直径	[18]、[90]、[145]、[201]、[227]、[245]
	体积特征	[43]、[74]、[160]、[216]、[227]
	长短轴比率	[81]、[90]、[92]、[227]、[232]
	Zernike 矩	[106]、[242]、[92]
形状特征		[20]、[45]、[58]、[69]、[70]、[72]、[74]、[82]、[84]、[86]、[87]、[91]、[99]、[110]、[126]、[128]、[142]、[143]、[145]、[147]、[148]、[150]、[151]、[152]、[163]、[168]、[177]、[197]、[201]、[203]、[205]、[208]、[209]、[210]、[211]、[215]、[217]、[220]、[221]、[225]、[226]、[230]、[231]、[233]、[235]、[239]、[242]、[243]、[244]、[245]、[265]、[274]
	圆度特征	[250]、[126]、[59]、[92]、[74]、[262]、[81]
	毛刺特征	[91]、[265]、[262]

续表

特征类	特征子类	文章
纹理特征	3D 形态学特征	[209]、[216]、[160]
		[18]、[34]、[45]、[50]、[58]、[59]、[69]、[72]、[77]、[81]、[85]、[86]、[87]、[91]、[99]、[110]、[116]、[128]、[130]、[131]、[145]、[147]、[148]、[150]、[151]、[156]、[164]、[177]、[192]、[197]、[198]、[199]、[201]、[202]、[205]、[206]、[208]、[215]、[217]、[225]、[226]、[228]、[230]、[231]、[233]、[235]、[236]、[239]、[242]、[243]、[244]、[245]、[246]、[262]、[263]、[264]、[265]、[274]、[276]、[280]
	3D 纹理特征	[70]、[88]、[165]、[168]、[216]
	梯度特征	[57]、[143]、[157]、[183]、[198]、[236] [82]
	GLCM 相关特征	[46]、[58]、[74]、[77]、[81]、[87]、[90]、[100]、[101]、[116]、[130]、[141]、[143]、[164]、[165]、[202]、[203]、[209]、[210]、[224]、[238]、[279]、[280]
	Haralick 特征	[88]、[89]、[157]、[164]、[183]、[204]、[212]、[230]、[279]
	3D Haralick 特征	[88]、[212]
	Gabor 特征	[82]、[89]、[192]、[224]
	LBP 特征	[75]、[81]、[89]、[100]、[128]、[224]
	SIFT	[39]、[200]、[223]
	DT-CWT	[202]、[229]
	小波特征	[81]、[85]、[87]、[238]、[248]、[262]、[279]、[282]
	灰度直方图	[74]、[75]、[81]、[92]、[143]、[168]、[182]、[238]
	二阶统计特征	[141]、[163]、[183]、[184]、[274]、[276]
密度特征		[10]、[19]、[21]、[34]、[43]、[49]、[57]、[59]、[72]、[74]、[77]、[81]、[82]、[84]、[91]、[92]、[105]、[111]、[115]、[122]、[126]、[128]、[130]、[147]、[152]、[156]、[162]、[163]、[168]、[170]、[173]、[175] [177]、[183]、[206]、[208]、[210]、[216]、[225]、[232]、[235]、[236]、[250]、[262]、[263]、[264]、[274]、[277]、[278]、[279]、[81]
	3D CT 值	[227]
颜色特征		[170]、[206]
卷积特征（CNN）		[73]、[75]、[87]、[94]、[95]、[108]、[137]、[110]、[130]、[166]、[185]、[268]、[272]、[273]、[274]、[275]

续表

特征类	特征子类	文章
高层语义特征		[91]、[145]、[128]、[278]
动力学特征		[151]、[198]、[205]、[231]
人口学特征		[18]、[86]、[152]、[175]、[230]
声学特征		[99]、[142]、[221]
弹性图像特征		[214]

1.5 面临的问题和研究展望

近些年，越来越多的 CAD 系统被提出来，但由于医学图像本身内容结构复杂、医学征象标准库建立困难等原因，医学图像 CAD 系统研究中依然面临着挑战。

（1）有效标注的样本量太小。在对文章中提到的 CAD 系统所用算法作统计的同时，我们也对各 CAD 系统训练所用的训练图像样本进行统计，发现样本图像数量超过 5 000 的仅 3 个，仅使用几十或一百左右样本量的不算少。然而，根据经验法则，训练时用的数据越多，系统性能就越好[129]。对于非公开的基准库，由于后面的研究不能使用，所以这里没有列出。表 1.1 是目前常见的一些公开样本库列表。在 CAD 研究领域，有标注的医学图像样本库是训练分类器所必需的，特别是深度学习算法，该算法需要大规模统一标准的样本。由于征象样本图像生成成本高，目前征象库的规模都是百张到千张左右，各库的产生标准不尽相同，征象覆盖也不全面。对于训练鲁棒的视觉特征分类模型来说，样本不充足则更不能满足深度学习算法的应用条件。

（2）系统的性能不好评估。公用的基准库是公平、正确地对比衡量 CAD

系统性能的基础条件之一。目前医学类的公共征象库有美国肺部图像数据库联盟的 LIDC/IDRI 库，日本放射技术学会的 JSRT 库，弗雷德里克国家实验室的 RIDER、ELCAP 公用库，南佛罗里达州大学的 DDSM，Mini-MIAS 乳腺征象库、NCIA、TCIA Collection 库、promise12 前列腺库，国内有 LISS 库[193]。由于标注量和征象种类的限制，这些库只能满足某些 CAD 系统的评估，而且大部分现有的 CAD 系统研究文献中的 CAD 性能评估也不是比这些公共库好[194]。有些研究是基于上面所提到的公共库上做的，但一般只选用了库中的一部分图像，也没有说明使用了哪些图像或选择使用的标准，故实验环境没法重现。大部分文章中的系统性能评估使用的是自己的基准库，不同基准库图像的产生设备和电气条件不同，库的规模和征象类别的比例等也不同。除此之外，也没有一个通用可行的性能评估流程标准。因此，正确地衡量一个系统的性能是非常困难的。

（3）CAD 系统应用于临床使用有很多困难。首先由于身体器官的医学图像构成复杂。如胸部器官多，肺内部结构显示多态化，医学图像上各种组织灰度相近。乳腺的图像相对简单，图像上没有其他器官的干扰，目前有少量临床可用的商用系统。一个实验室的 CAD 研究实验往往是针对某一类征象，而临床应用要检测所有的征象，甚至是几种疾病同时伴发的征象组合。由于医院的商用医学图像系统的接口不对外开放，开发的 CAD 系统难与医院医生所用的系统无缝结合。医院的日常医疗工作任务重，医生没有单独的时间对系统试用评估。目前在医学图像领域开展的研究较多，但临床应用难度较大。

（4）CAD 系统的应用效果还不理想。尽管有的系统试验结果显示其性能非常好，但这只是小样本量、特定案例下的测试，一旦试验对象变成普通随机病例（如临床的医学图像），情况会复杂得多[195]，性能就会不令人满意。

目前商用的系统有 IQQA-Chest、CyclopusCAD® mammo、SecondLook 和 ImageChecker 等。尽管已取得了一些成果，但 CAD 系统的临床检测和诊断的正确率还偏低，不少临床研究显示，现有的 CAD 方法或系统的应用效果并不明显[114, 196-198]。Lee 等[199]对 IQQA-Chest 系统对观察者性能的影响进行了评估，结论是此系统也许会对提高观察者性能有帮助。在讨论部分指出，病例的选择也许是结节太明显了，因而得到的观察者灵敏度和特异度比以前的试验结果明显高。秦菊等[47]对商用的 CAD 系统 IQQA®Chest 的临床应用效果进行了对比试验。讨论中指出，用 5 位医生独立阅片和参考 CAD 阅片，两种方式之间差异无统计学意义（$P>0.05$），即 CAD 系统对胸片的诊断结果无明显影响。CAD 系统的平均阅片时间为 80s/片，略高于医生未使用 CAD 系统的平均阅片时间 72s/片。Cascio 等[132]对两个商用的乳腺 CAD 系统的诊断性能进行了对比分析。CyclopusCAD® mammo 和 SecondLook®的总体灵敏度分别为 83.1%和 66.2%。但文中在讨论部分指出实验中没有和放射科医生的诊断性能进行比较，数据库的生成仅限于肿块直径为 12 mm±5 mm，微钙化病变簇直径为 11 mm±5 mm 的案例。Murakami[200]等对 SecondLook®做了回顾性分析，结论显示 CAD 系统有很高的敏感度。但文中提出没有评估 CAD 对工作流程的影响，不能确定是不是能提高放射医生的工作效率。Taylor 等[123]在对 R2 ImageChecker CAD 系统在乳腺筛查中的作用评估时也讨论，文中的几个测试研究都没有证据证明 CAD 在临床应用中是有效的。

1.6 未来展望

基于医学图像的 CAD 系统研究还处于未成熟阶段，有很多内容需要我们去探索和认识。对未来医学图像 CAD 系统的可能发展趋势，我们展望如下：

（1）既检测又诊断的 CAD 系统能为医生提供更丰富的信息。CADe 系统只检测病变，不诊断它们。对于医生来说临床应用程序不提供病变的图像学特征，体现的信息是不全面的。CADx 系统如果只显示病变的良恶性诊断结果而不显示检测到的病变信息，则也不完善。未来的 CAD 系统应该是 CADe 系统与 CADx

系统的功能结合。

（2）与医院 HIS 系统或 PACS 系统相结合的临床应用。目前的研究基于实验室样本库的较多，仅有少数商用系统[132, 201]的临床应用研究。临床应用是 CAD 系统的最终目标，结合临床应用可以检测 CAD 系统在对象多样性下的健壮性和实用性。

（3）半监督学习缺乏训练样本。传统分类器只使用标记数据进行训练。然而，充足的标记样本通常难以获得（如医学图像）且昂贵或耗时，因为它们需要经验丰富的注释人员的努力工作。同时，未标记的数据可能相对容易收集，但是几乎没有办法使用它们[202]。半监督学习通过使用标记的数据及大量未标记的数据以解决这个问题、构建更好的分类器[203]。由于半监督学习需要较少的人力并达到更高的准确性[204]，所以其在医学图像 CAD 领域的应用得以被研究[133, 205–207]，对解决训练样本不足的现状非常有意义。

（4）每种算法都有其局限性，目前的单一分类器都不能完全解决所有的问题或者达到应用系统要求。多算法融合可以综合运用各种方法的优势、互补不足，如组合起来可以得到更高健壮性的系统[126]。算法融合不是算法简单的相加或捆绑。用合适的策略把不同的算法有机结合起来得到一个更高效、鲁棒 CAD 系统是值得关注的。

（5）在 CAD 系统中引入专家系统思想，使用时医生可以与系统交互。在分割、检测阶段，医生对环节的输出结果进行更准确的修改。在分类阶段对分类正确的结果给予奖励，对分类错误的结果给予惩罚。系统根据回馈结果再进行强化学习，逐步达到完美的性能。

（6）深度学习。基于视觉语义的医学图像分类一直以来都是充满挑战的研究领域，该分类所要面对的挑战不仅仅有待识别的图像种类繁多，在每一类图像的内部也存在诸多变数，包括光照变化、不匹配不对齐、形变、遮挡等因素。针对这些变数，学者们作了各种各样的努力，提出各种各样的特征来应对这些变化。如比较典型的 SIFT（Scale-Invariant Feature Transform，尺度不变特征变换）和 HOG（Histogram of Oriented Gradient，方向梯度直方图）特征。虽然这些特征能够很好地应对特定情况下的数据处理任务，但是这些特征的泛化能力有限[208]。自 2006 年 Hinton 在 Science 上发表论文提出训练深层网络的新思路开始，深度学习在图像特征学习方面展示出了卓越的性能，也产生了不同的深度学习框架：Overfeat、ResNet、GoogLeNet、Alexnet、VGG、DeepID-Net、network in network、SPP-net 等。在 2015 年的 ImageNet 图像识别大赛中，深度学习算法对图像的识别水平已经超过了人类。深层 CNN 从原始数据（如图像）自动获得中级和高级的抽象（特征）[209]，同时考虑上下文之间的关系[210]，能实现端到端的目标检测[211]，有效避免了由分割和手工设计特征提取模型带来的误差[212]。最近的研究表明，CNN 提取的通用描述符在医学图像检测中也非常有效[94, 209]。世界各地的医学图像分析小组正在快速进入该领域并取得了良好的成果[87, 210, 213–215]。在此架构上出现的"迁移学习"[216]和"微调"[209, 217]技术一方面能提高检测准确率，另一方面也为医学图像研究领域样本不足的问题提供有效的解决方案。深度学习自动学习特征和高识别准确度的特性一定会在医学图像领域得到不凡的表现。

1.7　结语

基于医学图像的 CAD 技术研究有重要的医疗和社会价值。本章以不同的身体部位为主线，按医学图像产生的技术分类，调研了 2012 年以来研究较多的各类医学图像 CAD 系统，并进行多维度归纳梳理，还有一些其他身体部位的医学 CAD 技术研究，如：大脑[218, 219]、肝[220, 221]、骨骼[222, 223]和皮肤[48, 224]。CAD 实现方法与文中的系统有很多相似之处，文献相对较为分散，本章未做综述。作为一个具有很强实用价值的研究领域，基于医学图像的 CAD 系统具有光明的发展前景，目前在系统每一个环节的算法、统一完善的公用样本库、标准的性能评估指标流程体系和无缝高效的临床应用方面，还有很多待完善、待深入和待拓展的研究空间。

在很长一段时间内，计算机辅助检测/诊断将是医学图像处理领域的研究热点。建立鲁棒和高性能的 CAD 系统，能更好地辅助医生对疾病做检测与诊断，提高患者的生存率、改善其生活质量。因此，这领域的未来将有着广阔的应用前景。

第 **2** 章

深度学习算法

2.1 引言

深度学习（Deep Learning，DL）是机器学习（Machine Learning，ML）领域中一个新的研究方向。深度学习又称深度神经网络，是人工神经网络（Artificial Neural Network，ANN）和人工智能（Artificial Intelligence，AI）的核心技术。深度学习能学习样本数据的内在规律和表示层次。这些学习过程中获得的信息对诸如文字、图像和声音等数据的解释有很大帮助，最终目标是让机器能够像人一样具有分析学习能力，识别文字、图像和声音等数据[225]。人工神经网络是人工智能的核心内容。人工智能从最早的萌芽到现在深度学习，大致经历了推理期、知识期和学习期三个阶段。深度学习方法在学习期出现并蓬勃发展起来。

2.2 推理期

1950—1970 年，许多早期的人工智能程序使用相近的基本算法。为了达到某个目标（如赢得一场比赛或证明一个定理），他们通过移动或推断一步一步地朝着目标前进，就像在迷宫中寻找出口一样，每当他们到达死胡同时都会回溯。这种范式被称为"作为搜索的推理"[226]。在这个时期，研究者开发了一系列智能系统，比如几何定理证明器、语言翻译器等。这些初步研究的成功也使得研究者对开发出具有人类智能的机器过于乐观，低估了实现人工智能的难度。随着研究的深入，研究者意识到这些推理规则过于简单，对项目难度评估不足。后来人们发现仅仅具有逻辑推理能力是不能拥有"智能"的，还需要大量的"知识"。原来的乐观预期受到严重打击，人工智能的研究开始陷入低谷。

2.3 知识期

20 世纪 70 年代之后，人们开始研究"如何教授计算机知识"，出现了"知识工程"。知识工程是以知识为基础的系统，就是通过智能软件而建立的专家系统。请专家系统研究工作中的人类专家完成他们的工作，该系统观察他们做什么和如何做，让他们描述他们的过程，用一套规则来捕捉这种想法和行为。这么做的愿景是计算机可以通过遵循这些规则来完成专家的工作。

知识工程的发展使人工智能的研究从理论转向应用，从基于推理的模型转向基于知识的模型。一些基于知识工程的专家系统如今仍在使用的计算机程序，旨在"封装"人类专家（如医生、工程师甚至音乐家）的思维过程。

这些类型的系统一旦建立起来就可以很好地工作，但是它们的创建和维护困难，一旦有错误出现，要花大量的时间查看原因。还有一点，生成规则的关键步骤，称为特征工程，可能需要大量难以满足的人工干预和独创性。

2.4 学习期

1950 年，图灵发表了一篇划时代的论文"Computing machinery and intelligence"[227]，文中预言了创造出具有真正智能的机器的可能性。由于图灵注意到"智能"这一概念难以确切定义，提出了著名的图灵测试：如果一台机器能够与人类展开对话而不能被辨别出其机器身份，那么称这台机器具有智能。这一简化使得图灵能够令人信服地说明"思考的机器"是可能的。论文中还回答了对这一假说的各种常见质疑。图灵测试是人工智能哲学方面第一个严肃的提案。

自从图灵在图灵测试中提出了机器学习的可能性之后便开始有很多学者开始研究。但是，在 20 世纪 50 年代至 20 世纪 70 年代，因为人们处于"推理期"和"知识期"，机器学习并没有得到重视。直到 20 世纪 80 年代机器学习开始受到重视，成为一个独立的学科领域并开始快速发展。"从样例中学习"逐渐成为研究和应用的主流机器学习算法，是指从有限的观测数据中学习（或"猜测"）出具有一般性的规律，并利用这些规律对未知数据进行预测的方法。1981 年，Werbos 提出多层感知机（Multilayer Perceptron，MLP），解决了线性模型无法解决的异或问题，对人工神经网络的发展发挥了极大的作用。20 世纪 80 年代中期，Runelhart 等分别独立发现了误差反向传播算法（Error Back Propagation Training），简称 BP，系统解决了多层神经网络隐含层连接权学习问题，并在数学上给出了完整推导[228]。BP 算法的出现极大地推动了人工神经网络的发展。

2.4.1 BP 神经网络

BP 神经网络是一种按误差反向传播（简称误差反传）训练的多层前馈网络，

其算法称为 BP 算法。它的基本思想是梯度下降法，利用梯度搜索技术，以期使网络的实际输出值和期望输出值的误差均方差为最小。

基本 BP 算法包括信号的前向传播和误差的反向传播两个过程，即计算误差输出时按从输入到输出的方向进行，而调整权值和阈值则从输出到输入的方向进行。正向传播时，输入信号通过隐含层作用于输出节点，经过非线性变换，产生输出信号，若实际输出与期望输出不相符，则转入误差的反向传播过程。误差反传是将输出误差通过隐含层向输入层逐层反传，并将误差分摊给各层所有单元，以从各层获得的误差信号作为调整各单元权值的依据。调整输入节点与隐层节点的连接强度和隐层节点与输出节点的连接强度及阈值，使误差沿梯度方向下降，经过反复学习训练，确定与最小误差相对应的网络参数（权值和阈值），训练即告停止。此时经过训练的神经网络即能对类似样本的输入信息，自行处理输出误差最小的经过非线形转换的信息。

如图 2.1 所示是含有一个隐藏层的神经网络模型。

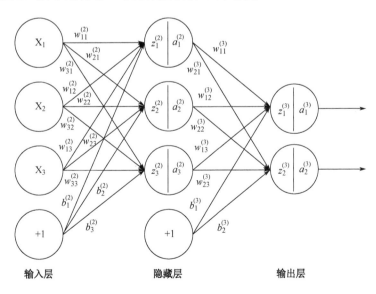

图 2.1　BP 网络示例

BP 神经网络的过程主要分为两个阶段：第 1 个阶段是信号的前向传播，从输入层经过隐含层，最后到达输出层；第 2 个阶段是误差的反向传播，从输出层到隐含层，最后到输入层，依次调节隐含层到输出层的权重和偏置，输入层到隐含层的权重和偏置。

神经网络的基本组成单元是神经元。神经元的通用模型如图 2.2 所示。其中常用的激活函数有阈值函数、Sigmoid 函数和双曲正切函数。

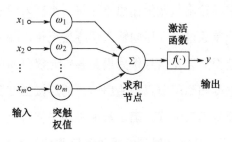

图 2.2 神经元模型示例

神经元的输出为：

$$y = f\left(\sum_{i=1}^{m} w_i x_i\right) \tag{2-1}$$

神经网络是将多个神经元按一定规则连接在一起而形成的网络，如图 2.3 所示。

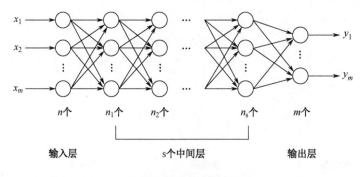

图 2.3 神经网络示例

从图 2.3 可以看出，一个神经网络包括输入层、隐含层（中间层）和输出层。输入层神经元个数与输入数据的维数相同，输出层神经元个数与需要拟合的数据个数相同，隐含层神经元个数与层数就需要设计者自己根据一些规则和目标来设定。在深度学习出现之前，隐含层的层数通常为一层，即通常使用的神经网络是三层网络。

BP 网络采用的传递函数是非线性变换函数——Sigmoid 函数（又称 S 函数）。其特点是函数本身及其导数都是连续的，因而在处理上十分方便。选择这个函数的缘由将在介绍 BP 网络的学习算法时进一步介绍。S 函数有单极性 S 型函数和双极性 S 型函数两种。单极性 S 型函数定义为

$$f(x) = \frac{1}{1+e^{-x}} \tag{2-2}$$

函数曲线如图 2.4 所示。

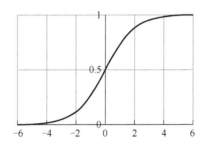

图 2.4　Sigmoid 函数曲线

双极性 S 型函数定义为

$$f(x) = \frac{1-e^{-x}}{1+e^{-x}} \tag{2-3}$$

使用 S 型激活函数时，输入

$$\text{net} = x_1 w_1 + x_2 w_2 + \cdots + x_n w_n \tag{2-4}$$

输出

$$y = f(\text{net}) = \frac{1}{1+e^{-\text{net}}} \tag{2-5}$$

输出的导数

$$f'(\text{net}) = \frac{1}{1 + e^{-\text{net}}} - \frac{1}{\left(1 + e^{-\text{net}}\right)^2} = y(1 - y)$$ (2-6)

使用 S 型激活函数时，BP 网络的输出及其导数图形如图 2.5 所示。

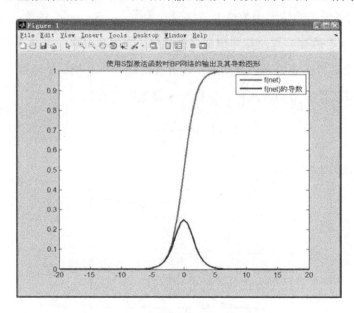

图 2.5　BP 网络的输出曲线及其导数图形

根据 S 型激活函数的图形：

net 在 -5～0 时导数值为正，且导数值逐渐增大，说明此时 $f(x)$ 在逐渐变大且变大的速度越来越快。

net 在 0～5 时导数值为正，且导数值逐渐减小，说明此时 $f(x)$ 在逐渐变大但是变大的速度越来越慢。

对神经网络进行训练，我们应该尽量将 net 的值控制在收敛比较快的范围内。

有监督的 BP 网络的学习过程如图 2.6 所示。

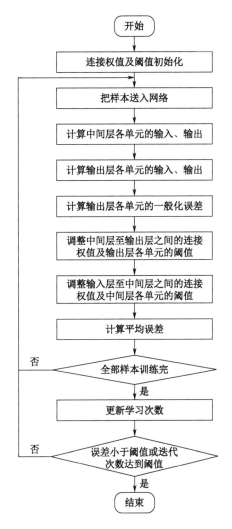

图 2.6 BP 网络的学习过程

2.4.2 浅层机器学习算法

BP 算法可以让一个人工神经网络模型从大量训练样本中学习样本中的规律，从而对未知事件进行预测和理解。这种基于统计的机器学习方法比过去基于人工规则的系统，在训练的准确性和效率上取得了巨大进步。这个阶段的人工神经网络，虽然被称作多层感知机（Multi-layer Perceptron），但实际上是一种只含有一层隐含层节点的浅层学习模型。由于神经网络存在过拟合、调参困难、训练效率较低，因此在层级较小的情况下并不比其他方法更优。

在 20 世纪 90 年代，由于神经网络的问题，其他各种各样的浅层机器学习模型相继被提出，比如支持向量机（Support Vector Machines，SVM）、Boosting、最大熵方法[例如逻辑回归（Logistic Regression，LR）]等。

支持向量机（Support Vector Machine，SVM），通俗来讲是一种二类分类模型，基本模型定义为特征空间上的间隔最大的线性分类器，学习策略便是间隔最大化，最终可转化为一个凸二次规划问题的求解。

1. SVM 算法

SVM 算法学习的基本思想是求解能够正确划分训练数据集并且几何间隔最大的分离超平面。如图 2.7 所示，$\omega \cdot x + b = 0$ 即为分离超平面，对于线性可分的数据集来说，这样的超平面有无穷多个（感知机），但是几何间隔最大的分离超平面却是唯一的。

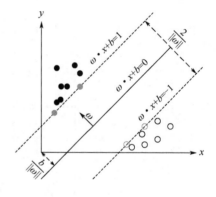

图 2.7　SVM 算法的基本思想

假设给定一个特征空间上的训练数据集

$$T = \left\{ (x_1, y_1), (x_2, y_2), \cdots, (x_N, y_N) \right\} \tag{2-7}$$

其中，$x_i \in R^n, y_i \{+1, -1\}, i = 1, 2, \cdots, N$，$x_i$ 为第 i 个特征向量，y_i 为类标记，y_i 为 +1 时为正例，y_i 为 -1 时为负例。假设训练数据集是线性可分的。

几何间隔：对于给定的数据集 T 和超平面 $\omega \cdot x + b = 0$，定义超平面关于样本点 (x_1, y_1) 的几何间隔为：

$$\gamma_i = y_i \left(\frac{\omega}{\|\omega\|} \cdot x_i + \frac{b}{\|\omega\|} \right) \tag{2-8}$$

超平面关于所有样本点的几何间隔的最小值为

$$\gamma = \min_{i=1,2,\cdots,N} \gamma_i \tag{2-9}$$

实际上这个距离就是我们所谓的支持向量到超平面的距离。

根据以上定义，SVM 模型的求解最大分割超平面问题可以表示为以下约束最优化问题 $\max\limits_{\omega,b} \gamma$。

$$\text{s.t.} y_i\left(\frac{\omega}{\|\omega\|} \cdot x_i + \frac{b}{\|\omega\|}\right) \geq \gamma, i = 1,2,\cdots,N \tag{2-10}$$

将约束条件两边同时除以 γ，得到

$$y_i\left(\frac{\omega}{\|\omega\|} \cdot x_i + \frac{b}{\|\omega\|}\right) \geq 1 \tag{2-11}$$

因为 $\|\omega\|$ 和 γ 都是标量，所以为了表达式简洁起见，令

$$\omega = \frac{\omega}{\|\omega\| \cdot \gamma} \tag{2-12}$$

$$b = \frac{b}{\|\omega\| \cdot \gamma} \tag{2-13}$$

得到

$$y_i\left(\omega \cdot x_i + b\right) \geq 1, i = 1,2,\cdots,N \tag{2-14}$$

又因为最大化 γ，等价于最大化 $\frac{1}{\|\omega\|}$，也就等价于最小化 $\frac{1}{2}\|\omega\|^2$（$\frac{1}{2}$ 是为了后面求导以后形式简洁，不影响结果），因此 SVM 模型的求解最大分割超平面问题又可以表示为以下约束最优化问题：

$$\min_{\omega,b} \frac{1}{2}\|\omega\|^2 \tag{2-15}$$

$$\text{s.t.} y_i\left(\omega \cdot x_i + \text{b}\right) \geq 1, i = 1,2,\cdots,N$$

这是一个含有不等式约束的凸二次规划问题，可以对其使用拉格朗日乘子法得到对偶问题（Dual Problem）。

首先，我们将有约束的原始目标函数转换为无约束的新构造的拉格朗日目

标函数:

$$L(\omega,b,\alpha) = \frac{1}{2}\|\omega\|^2 - \sum_{i=1}^{N}\alpha_i\left(y_i\left(\omega\cdot x_i + b\right) - 1\right) \tag{2-16}$$

其中,α_i 为拉格朗日乘子,且 $\alpha_i \geq 0$。现在令

$$\theta(\omega) = \max_{\alpha_i \geq 0} L(\omega,b,\alpha) \tag{2-17}$$

当样本点不满足约束条件时,即在可行解区域外:

$$y_i\left(\omega\cdot x_i + b\right) < 1 \tag{2-18}$$

此时,将 α_i 设置为无穷大,则 $\theta(\omega)$ 也为无穷大。

当满本点满足约束条件时,即在可行解区域内:

$$y_i\left(\omega\cdot x_i + b\right) \geq 1 \tag{2-19}$$

此时,$\theta(\omega)$ 为原函数本身。于是,将两种情况合并起来就可以得到新的目标函数:

$$\theta(\omega) = \begin{cases} \frac{1}{2}\|\omega\|^2, x \in \text{可行区域} \\ +\infty, x \in \text{不可行区域} \end{cases} \tag{2-20}$$

于是,原约束问题就等价于

$$\min_{\omega,b}\theta(\omega) = \min_{\omega,b}\max_{a_i \geq 0} L(\omega,b,\alpha) = p^* \tag{2-21}$$

看一下新目标函数,先求最大值,再求最小值。这样的话,首先就要面对带有需要求解的参数 ω 和 b 的方程,而 α_i 又是不等式约束,这个求解过程不好做。因此,需要使用拉格朗日函数对偶性,将最小和最大的位置交换一下,这样就变成了:

$$\max_{\alpha_i \geq 0}\min_{\omega,b} L(\omega,b,\alpha) = d^* \tag{2-22}$$

要有 $p = d^*$,需要满足两个条件:① 优化问题是凸优化问题,② 满足 KKT 条件。

首先,本优化问题显然是一个凸优化问题,所以条件一满足,而要满足条

件二，即要求

$$\begin{cases} \alpha_i \geqslant 0 \\ y_i(\omega_i \cdot x_i + b) - 1 \geqslant 0 \\ \alpha_i(y_i(\omega_i \cdot x_i + b) - 1) = 0 \end{cases} \tag{2-23}$$

为了得到求解对偶问题的具体形式，令 $L(\omega,b,\alpha)$ 对 ω 和 b 的偏导为 0，可得

$$\omega = \sum_{i=1}^{N} \alpha_i y_i x_i \tag{2-24}$$

$$\sum_{i=1}^{N} \alpha_i y_i = 0 \tag{2-25}$$

将以上两个等式带入拉格朗日目标函数，消去 ω 和 b，得

$$\begin{aligned} L(\omega,b,\alpha) &= \frac{1}{2}\sum_{i=1}^{N}\sum_{j=1}^{N}\alpha_i\alpha_j y_i y_j (x_i \cdot x_j) - \sum_{i=1}^{N}\alpha_i y_i \left(\left(\sum_{j=1}^{N}\alpha_j y_j x_j \right) \cdot x_i + b \right) + \sum_{i=1}^{N}\alpha_i \\ &= -\frac{1}{2}\sum_{i=1}^{N}\sum_{j=1}^{N}\alpha_i\alpha_j y_i y_j (x_i \cdot x_j) + \sum_{i=1}^{N}\alpha_i \end{aligned} \tag{2-26}$$

即

$$\min_{\omega,b} L(\omega,b,\alpha) = -\frac{1}{2}\sum_{i=1}^{N}\sum_{j=1}^{N}\alpha_i\alpha_j y_i y_j (x_i \cdot x_j) + \sum_{i=1}^{N}\alpha_i \tag{2-27}$$

求 $\min\limits_{\omega,b} L(\omega,b,\alpha)$ 对 α 的极大。即是对偶问题

$$\max_{\alpha} -\frac{1}{2}\sum_{i=1}^{N}\sum_{j=1}^{N}\alpha_i\alpha_j y_i y_j (x_i \cdot x_j) + \sum_{i=1}^{N}\alpha_i \tag{2-28}$$

$$\text{s.t.} \sum_{i=1}^{N} \alpha_i y_i = 0$$

$$\alpha_i \geqslant 0, i = 1,2,\cdots,N$$

把目标式子加一个负号，将求解极大转换为求解极小

$$\min_{\alpha} -\frac{1}{2}\sum_{i=1}^{N}\sum_{j=1}^{N}\alpha_i\alpha_j y_i y_j (x_i \cdot x_j) - \sum_{i=1}^{N}\alpha_i \tag{2-29}$$

$$\text{s.t.} \sum_{i=1}^{N} \alpha_i y_i = 0$$

$$\alpha_i \geqslant 0, i = 1, 2, \cdots, N$$

现在我们的优化问题变成了如上的形式。对于这个问题，我们有更高效的优化算法，即序列最小优化（SMO）算法。

我们通过这个优化算法能得到 α^*，再根据 α^*，就可以求解 ω 和 b，进而求得最初的目的：找到超平面，即"决策平面"。

前面的推导都是假设满足 KKT 条件下成立的，KKT 条件如下：

$$\begin{cases} \alpha_i \geqslant 0 \\ y_i \left(\omega_i \cdot x_i + b \right) - 1 \geqslant 0 \\ \alpha_i \left(y_i \left(\omega_i \cdot x_i + b \right) - 1 \right) = 0 \end{cases} \tag{2-30}$$

另外，根据前面的推导，还有下面两个式子成立，即

$$\omega = \sum_{i=1}^{N} \alpha_i y_i x_i \tag{2-31}$$

$$\sum_{i=1}^{N} \alpha_i y_i = 0 \tag{2-32}$$

由此可知，在 α^* 中，至少存在一个 $\alpha_j^* > 0$（反证法可以证明，若全为 0，则 $\omega = 0$，矛盾），对此 j 有

$$y_i \left(\omega^* \cdot x_j + b^* \right) - 1 = 0 \tag{2-33}$$

因此可以得到

$$\omega^* = \sum_{i=1}^{N} \alpha_i^* y_i x_i \tag{2-34}$$

$$b^* = y_i - \sum_{i=1}^{N} \alpha_i^* y_i \left(x_i \cdot x_j \right) \tag{2-35}$$

对于任意训练样本 (x_i, y_i)，总有 $\alpha_i = 0$ 或者 $y_j \left(\omega \cdot x_j + b \right) = 1$。若 $\alpha_i = 0$，则该样本不会在最后求解模型参数式中出现。若 $\alpha_i > 0$，则必有 $y_j \left(\omega \cdot x_j + b \right) = 1$，

所对应的样本点位于最大间隔边界上，是一个支持向量。这显示出支持向量机的一个重要性质：训练完成后，大部分训练样本都不需要保留，最终模型仅与支持向量有关。

到这里都是基于训练集数据线性可分的假设下进行的，但是实际情况下几乎不存在完全线性可分的数据。为了解决这个问题，引入了"软间隔"的概念，即允许某些点不满足约束：

$$y_j(\omega \cdot x_j + b) \geq 1$$

采用 hinge 损失，将原优化问题改写为

$$\min_{\omega,b,\xi_i} \frac{1}{2}\|\omega\|^2 + C\sum_{i=1}^{m}\xi_i \tag{2-36}$$

$$s.t. y_i(\omega \cdot x_i + b) \geq 1 - \xi_i$$

$$\xi_i \geq 0, i = 1, 2, \cdots, N$$

其中，ξ_i 为"松弛变量"，$\xi_i = \max(0, 1 - y_i(\omega \cdot x_i + b))$，即一个 hinge 损失函数。每一个样本都有一个对应的松弛变量，表征该样本不满足约束的程度。$C > 0$ 被称为惩罚参数，C 值越大，对分类的惩罚越大。跟线性可分求解的思路一致，同样这里先用拉格朗日乘子法得到拉格朗日函数，再求其对偶问题。

综合以上讨论，我们可以得到线性支持向量机学习算法如下。

输入：训练数据集 $T = \{(x_1, y_1), (x_2, y_2), \cdots, (x_N, y_N)\}$。其中，$x_i \in R^n$，$y_i \in \{+1, -1\}, i = 1, 2, \cdots, N$。

输出：分离超平面和分类决策函数。

（1）选择惩罚参数 $C > 0$，构造并求解凸二次规划问题

$$\min_{\alpha} \frac{1}{2}\sum_{i=1}^{N}\sum_{j=1}^{N}x_i x_j y_i y_j(x_i \cdot x_j) - \sum_{i=1}^{N}\alpha_i \tag{2-37}$$

$$s.t. \sum_{i=1}^{N}\alpha_i y_i = 0$$

$$0 \leq \alpha_i \leq C, i = 1, 2, \cdots, N$$

得到最优解 $\alpha^* = \left(\alpha_1^*, \alpha_2^*, \cdots, \alpha_N^*\right)^{\mathrm{T}}$。

（2）计算

$$b^* = y_j - \sum_{i=1}^{N} \alpha_i^* y_i \left(x_i \cdot x_j\right) \tag{2-38}$$

选择 α^* 的一个分量 α_j^* 满足条件 $0 < \alpha_j^* < C$，计算

$$b^* = y_j - \sum_{i=0}^{N} \alpha_i^* y_i \left(x_i \cdot x_j\right) \tag{2-39}$$

（3）求分离超平面

$$\omega^* \cdot x + b^* = 0 \tag{2-40}$$

分类决策函数：

$$f(x) = \operatorname{sign}\left(\omega^* \cdot x + b^*\right) \tag{2-41}$$

对于输入空间中的非线性分类问题，可以通过非线性变换将它转化为某个维特征空间中的线性分类问题，在高维特征空间中学习线性支持向量机。由于在线性支持向量机学习的对偶问题里，目标函数和分类决策函数都只涉及实例和实例之间的内积，所以不需要显式地指定非线性变换，而是用核函数替换当中的内积。核函数表示通过一个非线性转换后的两个实例间的内积。具体地，$K(x,z)$ 是一个函数，或正定核，意味着存在一个从输入空间到特征空间的映射 $\varnothing(x)$，对任意输入空间中的 x,z，有

$$K(x,z) = \varnothing(x) \cdot \varnothing(z) \tag{2-42}$$

在线性支持向量机学习的对偶问题中，用核函数 $K(x,z)$ 替代内积，求解得到的就是非线性支持向量机

$$f(x) = \operatorname{sign}\left(\sum_{i=1}^{N} \alpha_i^* y_i K(x, x_i) + b^*\right) \tag{2-43}$$

综合以上讨论，我们可以得到非线性支持向量机学习算法如下：

输入：训练数据集 $T = \left\{ (x_1, y_1), (x_2, y_2), \cdots, (x_N, y_N) \right\}$。其中，$x_i \in R^n$，$y_i \in \{+1, -1\}, i = 1, 2, \cdots, N$。

输出：分离超平面和分类决策函数的步骤如下。

（1）选取适当的核函数 $K(x, z)$ 和惩罚参数 $C > 0$，构造并求解凸二次规划问题：

$$\min_{\alpha} \frac{1}{2} \sum_{i=1}^{N} \sum_{j=1}^{N} x_i x_j y_i y_j \left(x_i \cdot x_j \right) - \sum_{i=1}^{N} \alpha_i \tag{2-44}$$

$$\text{s.t.} \sum_{i=1}^{N} \alpha_i y_i = 0$$

$$0 \leqslant \alpha_i \leqslant C, i = 1, 2, \cdots, N$$

得到最优解 $\alpha^* = \left(\alpha_1^*, \alpha_2^*, \cdots, \alpha_N^* \right)^{\mathrm{T}}$。

（2）计算：

选择 α^* 的一个分量 α_j^* 满足条件 $0 < \alpha_j^* < C$，计算

$$b^* = y_j - \sum_{i=1}^{N} \alpha_i y_i K \left(x_i \cdot x_j \right) \tag{2-45}$$

（3）分类决策函数：

$$f(x) = \text{sign} \left(\sum_{i=1}^{N} \alpha y_i K(x, x_i) + b^* \right) \tag{2-46}$$

常用的核函数是高斯核函数，表达式如下：

$$K(x, z) = \exp \left(-\frac{\|x - z\|^2}{2\sigma^2} \right) \tag{2-47}$$

对应的 SVM 是高斯径向基函数分类器，在此情况下，分类决策函数为：

$$f(x) = \text{sign}(\sum_{i=1}^{N} \alpha_i y_i \exp \left(-\frac{\|x - z\|^2}{2} \right) + b^*) \tag{2-48}$$

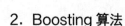

2. Boosting 算法

Boosting 算法是集成学习的一种。首先使用初始权重从训练集中训练出一个弱学习器，根据弱学习器的学习误差率来更新调整样本的权重，提高之前弱学习器学习率较高的训练样本点的权重，使得这些误差率高的样本在后面的弱学习器中得到更多的重视。如此循环，直到得到指定数量的学习器，再通过结合策略进行整合，得到最终的强学习器。

Boosting 算法最著名、使用最为广泛的是 AdaBoost 算法。AdaBoost 使用的是指数损失函数，因此 AdaBoost 的权值与样本分布的更新都是围绕着最小化指数损失函数进行的。

定义基学习器的集成为加权结合，有

$$H(x) = \sum_{t=1}^{T} \alpha_t h_t(x) \tag{2-49}$$

AdaBoost 算法的指数损失函数定义为：

$$\mathrm{loss}_{\exp}(h) = E_{x \sim D, y} \left[e^{-yh(x)} \right] \tag{2-50}$$

具体说来，整个 AdaBoost 迭代算法分为 3 步：

（1）初始化训练数据的权值分布。如果有 N 个样本，则每一个训练样本最开始时都被赋予相同的权值：$1/N$。

（2）训练弱分类器。具体训练过程中，如果某个样本点已经被准确地分类，那么在构造下一个训练集中，它的权值就被降低；相反，如果某个样本点没有被准确地分类，那么它的权值就得到提高。然后，权值更新过的样本集被用于训练下一个分类器，整个训练过程如此迭代地进行下去。

（3）将各个训练得到的弱分类器组合成强分类器。各个弱分类器的训练过程结束后，加大分类误差率小的弱分类器的权重，使其在最终的分类函数中起着较大的决定作用；而降低分类误差率大的弱分类器的权重，使其在最终的分类函数中起着较小的决定作用。

具体算法流程如下所示：

对于输入数据集，$D=\left\{(x_1,y_1),(x_2,y_2),\cdots,(x_m,y_m)\right\}$，基于已定义的学习算法 L，对于每一个样本在初始赋予初值：$D_1(i)=\dfrac{1}{m}$。利用分布 D_t 在 D 上训练学习器 h_t，计算 h_t 的误差 $\epsilon_t=Pr_{x\sim D_t,y}I\left[h_t(x)\neq y\right]$，如果 $\epsilon_t>0.5$，则终止训练。计算基学习器的权重 $\alpha_t=\dfrac{1}{2}\ln\left(\dfrac{1-\epsilon_t}{\epsilon_t}\right)$，根据 $D_{t+1}(i)=\dfrac{D_t(i)}{Z_t}\times\begin{cases}\exp(-\alpha_t)\,if\,h_t(x_i)=y_i\\\exp(\alpha_t)\,if\,h_t(x_t)\neq y_i\end{cases}$。在分类环节使用 $H(x)=\text{sign}\left(\displaystyle\sum_{t=1}^{T}\alpha_t h_t(x)\right)$ 对样本分类。

Boosting 算法主要关注降低偏差，每轮的迭代都关注在训练过程中预测错误的样本，将弱学习提升为强学习器。

3. 逻辑回归

逻辑回归是一种用于解决二分类（0/1）问题的机器学习方法，用于估计某种事物的可能性[①]。比如某用户购买某商品的可能性，某患者患有某种疾病的可能性，以及某广告被用户点击的可能性等。注意，这里用的是"可能性"，而非数学上的"概率"，logisitc 回归的结果并非数学定义中的概率值，不可以直接当作概率值来用。该结果往往用于和其他特征值加权求和，而非直接相乘。

逻辑回归与线性回归（Linear Regression）都是一种广义线性模型（Generalized Linear Model）。逻辑回归假设因变量 y 服从伯努利分布，而线性回归假设因变量 y 服从高斯分布，因此与线性回归有很多相同之处，去除 Sigmoid 映射函数的话，逻辑回归算法就是一个线性回归。可以说，逻辑回归是以线性回归为理论支持的，但是逻辑回归通过 Sigmoid 函数引入了非线性因素，因此可以轻松处理 0/1 分类问题。

实际工作中，我们可能会遇到如下问题。一方面是预测一个用户是否点击

---

① https://www.jianshu.com/p/cddb21c8b668

特定的商品；判断用户的性别；预测用户是否会购买给定的品类；判断一条评论是正面的还是负面的。这些都可以看作分类问题，准确地说，都可以看作二分类问题。同时，这些问题本身对商家也有很重要的价值，能够帮助商家更好地了解用户、服务我们的用户。要解决这些问题，通常会用到一些已有的分类算法，比如逻辑回归或支持向量机。它们都属于有监督的学习，因此在使用这些算法之前，必须要先收集一批标注好的数据作为训练集。有些标注可以从 log 中拿到（用户的点击、购买），有些可以从用户填写的信息中获得（性别），也有一些可能需要人工标注（评论情感极性）。另一方面，知道了一个用户或者一条评论的标签后还需要知道用什么样的特征去描述数据，对用户来说，可以从用户的浏览记录和购买记录中获取相应的统计特征，而对于评论来说，最直接的则是文本特征。这样拿到数据特征和标签后，就可得到一组训练数据：

$$D = \left(x^1, y^1\right), \left(x^2, y^2\right), \cdots, \left(x^N, y^N\right) \tag{2-51}$$

其中，x_i 是一个 m 维的向量，$x_i = [x_{i1}, x_{i2}, \cdots, x_{im}]$，$y$ 在 {0, 1} 中取值（这里用 {1, 0} 表示正例和负例）。

上面的问题可以简化为，如何找到这样一个决策函数 $y^* = f(x)$，使其在未知数据集上能有足够好的表现。至于如何衡量一个二分类模型的好坏，可以用分类错误率这样的指标：$\mathrm{Err} = \dfrac{1}{N} \sum 1 if\left(y^* = y\right)$。也可以用准确率、召回率、AUC 等指标来衡量。

1）模型构建

在模型构建之前先引入 Sigmoid 函数，其数学形式为

$$g(x) = \frac{1}{1 + e^{-x}} \tag{2-52}$$

Sigmoid 函数是一个 S 形的曲线，取值在 [0, 1] 之间，在远离 0 的地方函数的值会很快接近 0 或 1。

2）决策函数

一个机器学习的模型，实际上是把决策函数限定在某一组条件下，这组限定条件就决定了模型的假设空间。当然，还希望这组限定条件简单而合理。而逻辑回归模型所做的假设是：

$$P(y=1\,|\,x;\theta) = g(\theta^{\mathrm{T}}x) = \frac{1}{1+e^{-\theta^{\mathrm{T}}*x}} \tag{2-53}$$

这里的 $g(h)$ 是上边提到的 Sigmoid 函数，相应的决策函数为：

$$y^* = 1, \quad ifP(y=1|x) > 0.5 \tag{2-54}$$

选择 0.5 作为阈值是一个一般的做法，实际应用时特定的情况可以选择不同阈值，如果对正例的判别准确性要求高，则阈值可以选择大一些，若对正例的召回要求高，则阈值可以选择小一些。

3）参数求解

模型的数学形式确定后，剩下就是如何去求解模型中的参数。统计学中常用的一种方法是最大似然估计，即找到一组参数，使得在这组参数下，数据的似然度（概率）越大。在逻辑回归模型中，似然度可表示为

$$L(\theta) = P(D|\theta) = \prod P(y|x;\theta) = \prod g(\theta^{\mathrm{T}}x)^y (1-g(\theta^{\mathrm{T}}x))^{1-y} \tag{2-55}$$

取对数可以得到对数似然度：

$$l(\theta) = \sum y \log g(\theta^{\mathrm{T}}x) + (1-y)\log\left(1-g(\theta^{\mathrm{T}}x)\right) \tag{2-56}$$

另一方面，在机器学习领域，更经常遇到的是损失函数的概念，其衡量的是模型预测错误的程度。常用的损失函数有 0-1 损失、log 损失、hinge 损失等。其中 log 损失在单个数据点上的定义为：

$$-y \log p(y|x) - (1-y)\log\left(1-p(y|x)\right) \tag{2-57}$$

如果取整个数据集上的平均 log 损失，则可以得到：

$$J(\theta) = -\frac{1}{N}l(\theta) \tag{2-58}$$

即在逻辑回归模型中，最大化似然函数和最小化 log 损失函数实际上是等价的。
对于该优化问题的求解方法有多种，这里以梯度下降为例说明。梯度下降
（Gradient Descent）又称作最速梯度下降，是一种迭代求解的方法，通过在每一
步选取使目标函数变化最快的一个方向调整参数的值来逼近最优值。基本步骤
如下：

（1）选择下降方向（梯度方向，$\nabla J(\theta)$）；

（2）选择步长，更新参数 $\theta^{i} = \theta^{i-1} - \alpha^{i}\nabla J(\theta^{i-1})$；

（3）重复以上两步，直到满足终止条件。

梯度下降原理图如图 2.8 所示。

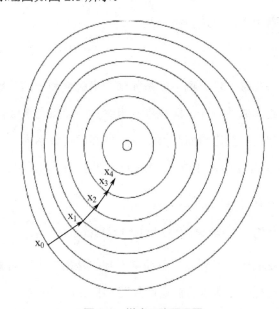

图 2.8　梯度下降原理图

其中损失函数的梯度计算方法为：

$$\frac{\partial J}{\partial \theta} = -\frac{1}{n}\sum_{i}\left(y_i - y_i^{*}\right)x_i + \lambda\theta \tag{2-59}$$

一方面，沿梯度负方向选择一个较小的步长可以保证损失函数是减小的。另一方面，逻辑回归的损失函数是凸函数（加入正则项后是严格凸函数），可以保证找到的局部最优值同时是全局最优。此外，常用凸优化的方法都可以用于求解该问题。例如共轭梯度下降、牛顿法、LBFGS 等。

4）分类边界

知道如何求解参数后，看一下模型得到的最后结果是什么样的。可以很容易从 Sigmoid 函数看出，当 $\theta^{\mathrm{T}} x > 0$，$y = 1$，否则 $y = 0$。这是模型隐含的分类平面（在高维空间中，我们说是超平面）。所以说，逻辑回归本质上是一个线性模型。但是，这不意味着只有线性可分的数据能通过 LR 求解，实际上，可以通过特征变换的方式把低维空间转换到高维空间，而在低维空间不可分的数据，到高维空间中线性可分的概率会高一些。图 2.9 和图 2.10 的对比说明了线性分类曲线和非线性分类曲线（通过特征映射）。

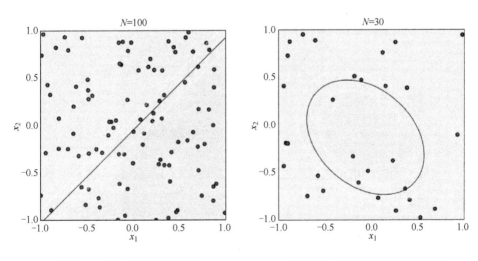

图 2.9　线性分类曲线示意图　　　图 2.10　非线性分类曲线示意图

图 2.9 是一个线性可分的数据集。图 2.10 在原始空间中线性不可分。其中，

$$[x_1, x_2] \geqslant \left[x_1, x_2, x_1^2, x_2^2, x_1 x_2 \right] \tag{2-60}$$

后面的空间是线性可分的，对应的原始空间中分类边界为一条类椭圆曲线。

5）正则化

当模型的参数过多时，很容易遇到过拟合的问题。这时就需要有一种方法来控制模型的复杂度，典型的做法在优化目标中加入正则项，通过惩罚过大的参数来防止过拟合：

$$J(\theta) = -\frac{1}{N}\sum y\log g\left(\theta^{\mathrm{T}}x\right) + (1-y)\log\left(1 - g\left(\theta^{\mathrm{T}}x\right)\right) + \lambda\|\omega\|_p \tag{2-61}$$

一般情况下，取 $p=1$（$p=2$），分别对应 L1（L2）正则化，两者的区别可以从图 2.11 中看出来，L1 正则化[图 2.11（a）]倾向于使参数变为 0，因此能产生稀疏解。

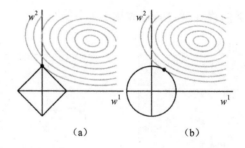

图 2.11 L1 正则化和 L2 正则化原理图

实际应用时，由于数据的维度可能非常高，L1 正则化因为能产生稀疏解，所以使用更为广泛。

6）生成模型和判别模型

逻辑回归是一种判别模型，表现为直接对条件概率 $p(y|x)$ 建模，而不关心背后的数据分布 $P(x,y)$。高斯贝叶斯模型（Gaussian Naive Bayes）是一种生成模型，先对数据的联合分布建模，再通过贝叶斯公式来计算样本属于各个类别的后验概率，即

$$p(y|x) = \frac{P(x|y)P(y)}{\sum P(x|y)P(y)} \tag{2-62}$$

通常假设 $P(x|y)$ 是高斯分布，$P(y)$ 是多项式分布，相应的参数都可以通过最大似然估计得到。如果考虑二分类问题，通过简单的变化可以得到

$$\begin{aligned} \log \frac{P(y=1|x)}{P(y=0|x)} &= \log \frac{P(x|y=1)}{P(x|y=0)} + \log \frac{P(y=1)}{P(y=0)} \\ &= -\frac{(x-\mu_1)^2}{2\sigma_1^2} + \frac{(x-\mu_0)^2}{2\sigma_0^2} + \theta_0 \end{aligned} \tag{2-63}$$

如果 $\sigma_1 = \sigma_0$，二次项会抵消，可得到一个简单的线性关系：

$$\log \frac{P(y=1|x)}{P(y=0|x)} = \theta^{\mathrm{T}} x \tag{2-64}$$

由上式进一步可以得到：

$$P(y=1|x) = \frac{e^{\theta^{\mathrm{T}} x}}{1+e^{\theta^{\mathrm{T}} x}} = \frac{1}{1+e^{-\theta^{\mathrm{T}} x}} \tag{2-65}$$

可以看到，这个概率和逻辑回归中的形式是一样的。这种情况下，GNB 和 LR 会学习到同一个模型。实际上，在更一般假设（$P(x|y)$ 的分布属于指数分布族）下，都可以得到类似的结论。

7）多分类（Softmax）

如果 y 不是在 [0,1] 中取值，而是在 K 个类别中取值，这时问题就变为一个多分类问题。有两种方式可以处理该类问题。一种是我们对每个类别训练一个二元分类器（One-vs-all），当 K 个类别不是互斥的时候（比如用户会购买哪种品类），这种方法是合适的。如果 K 个类别是互斥的，即 $y=i$ 的时候意味着 y 不能取其他的值，比如用户的年龄段，这种情况下 Softmax 回归更合适一些。Softmax 回归是直接对逻辑回归在多分类的推广，相应地，模型也可以称作多元逻辑回归（Multinomial Logistic Regression）。模型通过 Softmax 函数来对概率建模，具体形式如下：

$$P(y=i|x,\theta) = \frac{e^{\theta^T x}}{\sum_j^K e^{\theta_j^T x}} \tag{2-66}$$

而决策函数为：

$$y^* = \text{argmax}_i P(y=i|x,\theta) \tag{2-67}$$

对应的损失函数为：

$$J(\theta) = -\frac{1}{N}\sum_i^N \sum_j^K 1 \, if \, y_i = j \log \frac{e^{\theta_i^T x}}{e^{\theta_k^T x}} \tag{2-68}$$

类似地，我们也可以通过梯度下降或其他高阶方法来求解该问题。

基本上可以将浅层机器学习模型的结构看成带有一层隐含层节点（如 SVM、Boosting）或没有隐含层节点（如 LR）。浅层结构算法的主要局限性在于有限样本和计算单元无法满足对复杂函数的表示能力的需求，针对复杂分类问题的泛化能力受到制约。

2.4.3 深度学习算法

1989 年，Hinton 和 LeCun 等人发明了卷积神经网络 LeNet，并将其用于识别数字，且取得了较好的成绩。从此，机器学习算法进入了深度学习阶段。

深度学习是机器学习的一个重要分支，通过构建具有多个隐含层的机器学习模型和海量的训练数据来学习更有用的特征，从而最终提升分类或预测的准确性。简单来讲，机器学习是实现人工智能的一种方法，而深度学习则是实现机器学习的一种技术。

在机器学习领域产生较大影响的深度学习算法依次有 LeNet、AlexNet、VGG-Net、GoogLeNet、ResNet、DesNet 等。

1. LeNet

LeCun 将 BP 算法应用到神经网络中，在 1989 年提出了 LeNet-1。

LeNet-1 由 3 个隐藏网络层和 output 层组成：

H1 层：由 5×5 的卷积核以及对应的偏置进行特征图的计算，输入图片的尺寸是[channels, height, width] = [1, 16, 16]，经过卷积操作将这个输入数据输出成[12, 8, 8]的形式。使用的 stride 及 padding，stride = (2，2)，padding = (2，2)。

H2 层：使用由 5×5 的卷积核以及对应的偏置进行特征图的计算，输入图片的尺寸是 H1 层的[12, 8, 8]，卷积核将这个输入数据输出成[12, 4, 4]的尺寸，stride = (2，2)，padding = (2，2)。

H3 层：网络的这一层变为全连接层。将输入特征图的尺寸[12, 4, 4]，转换成12×4×4 = 192维的向量，输出的尺寸是30，因此这个线性层的尺寸是192×30。

output 层：LeNet 在这一层进行分类输出，线性层的尺寸是 30×10。

图 2.12 是 LeNet-1 的各层示意图。

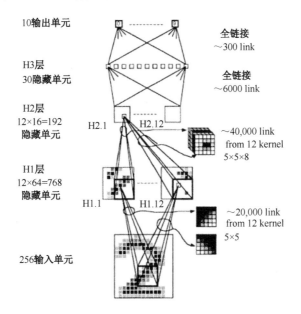

图 2.12　LeNet-1 网络结构示意图

LeNet-1 是历史上第一个真正意义上的卷积神经网络，在接下来的几年中继续探索，LeCun 陆续提出了 LeNet-4、Boosted LeNet-4 等。于 1998 年提出的

LeNet-5 被誉为是卷积神经网络的"Hello Word"，神经网络的成熟雏形基本形成，CNN 开始逐渐走向各个应用领域。与 LeNet-1 相比，LeNet-5（见图 2.13）的隐藏层更多，网络更深，还加入了池化层对输入特征进行筛选。

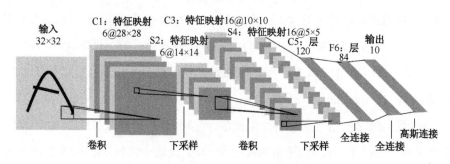

图 2.13　LeNet-5 的网络结构示意图

LeNet 中首次使用了"卷积"的概念，"卷积神经网络"也因此得名。

2. 卷积概念模型

对卷积神经网络的研究可追溯至日本学者福岛（Fukushima）提出的 neocognitron 模型。在其 1979 年和 1980 年发表的论文中，福岛仿造生物的视觉皮层（Visual Cortex）设计了以"neocognitron"命名的神经网络。neocognitron 是一个具有深度结构的神经网络，并且是最早被提出的深度学习算法之一，其隐含层由 S 层（Simple-layer）和 C 层（Complex-layer）交替构成。其中，S 层单元在感受野（Receptive Field）内对图像特征进行提取，C 层单元接收和响应不同感受野返回的相同特征。S 层-C 层组合能够进行特征提取和筛选，部分实现了卷积神经网络中卷积层（Convolution Layer）和池化层（Pooling Layer）的功能，被认为是启发了卷积神经网络的开创性研究。

典型的 CNN 由卷积（convolution）、激活（activation）和池化（pooling）3 种结构组成。CNN 输出的结果是每幅图像的特定特征空间。当处理图像分类任务时，我们会把 CNN 输出的特征空间作为全连接层或全连接神经网络（Fully

Connected Neural Network，FCN）的输入，用全连接层来完成从输入图像到标签集的映射，即分类。整个过程最重要的工作就是如何通过训练数据迭代调整网络权重，也就是后向传播算法。

现在大型深层的卷积神经网络（CNN）通常由多个上述结构前后连接、层内调整组成，根据功能不同，称这些前后连接的结构处于不同阶段（Stage）。虽然在主流 CNN 中，不同 Stage 里 CNN 会有不同的单元和结构，比如卷积核（Kernel）大小可能不同，激活函数（Activation Function）可能不同，池化（Pooling）操作可能不存在。

一个 Stage 中的一个 CNN，通常会由三种映射空间组成（Maps Volume）：输入映射空间（Input Maps Volume）、特征映射空间（Feature Maps Volume）和池化映射空间（Pooled Maps Volume）。

图 2.14 中输入的是彩色 RGB 图像，那么输入的 Maps Volume 由红、黄、蓝三通道/三种 map 构成。之所以用 Input Map Volume 这个词来形容，是因为对于多通道图像输入图像实际上是由高度、宽度、深度三种信息构成，可以被形象理解为一种"体"。这里的"深度"，在 RGB 中就是 3，红、黄、蓝 3 种颜色构成的图像，在灰度图像中，就是 1。

1）卷积

CNN 中最基础的操作是卷积，再精确一点，基础 CNN 所用的卷积是一种 2D 卷积。也就是说，kernel 只能在 x,y 上滑动位移，不能进行深度（跨通道）位移。对于图 2.14 中的 RGB 图像，采用了 3 个独立的 2D kernel，所以这个 kernel 的维度是 3。在基础 CNN 的不同 stage 中，kernel 的深度都应当一致，等于输入图像的通道数。

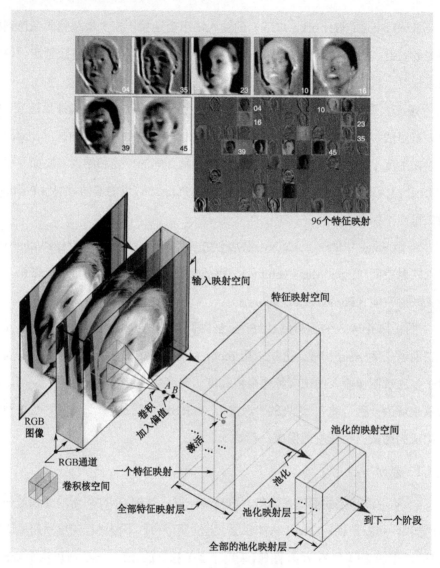

96个特征映射

输入映射空间

特征映射空间

卷积
加入偏值

激活

RGB
图像

RGB通道

卷积核空间

一个特征映射

池化的映射空间

池化

全部特征映射层

一个
池化映射层

到下一个阶段

全部的池化映射层

图2.14　卷积神经网络架构

　　卷积需要输入两个参数，实质是二维空间滤波，滤波的性质与 kernel 选择有关，CNN 的卷积是在一个 2D kernel 和输入的 2D Input Map 之间，RGB 中各图像通道分别完成。

　　我们假设单一通道输入图像的空间坐标为 (x, y)，卷积核大小是 $p \times q$，

kernel 权重为 w ，图像亮度值是 v ，卷积过程就是 kernel 所有权重与其在输入图像上对应元素亮度之和，可以表示 $\mathrm{conv}_{x,y} = \sum_{i}^{p*q} w_i v$ 。

卷积原理如图 2.15 所示。

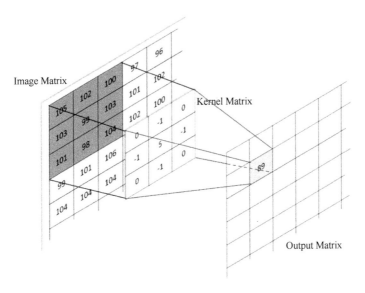

图 2.15　卷积原理

图 2.15 中，卷积结果是：

$$\begin{aligned}\mathrm{conv}_{x,y} &= 105 \times 0 + 102 \times (-1) + 100 \times 0 + 103 \times (-1) + 99 \times 5 + 103 \times (-1) \\ &+ 101 \times (-1) + 104 \times 0 = 89\end{aligned} \tag{2-69}$$

将 kernel 随 (x,y) 平移扫描，可以得到输出空间，假设输入图像大小是 512×512 ，卷积核是 3×3 ，在不考虑零填充（Zero Padding）的情况，输出是 $(512 - 3 + 1) = 510 \times 510$ 。

注意卷积层的 kernel 可能不止一个，扫描步长、方向也有不同，这些进阶方式可以归纳一下：

（1）可以采用多个卷积核，设为 n 同时扫描，得到的 Feature Map 会增加 n 个维度，通常认为是多抓取 n 个特征。

（2）可以采取不同扫描步长，比如采用步长为 n，输出是 $\left(\dfrac{510}{n}, \dfrac{510}{n}\right)$。

（3）Padding：上个例里，卷积过后图像维度是缩减的，可以在图像周围填充 0 来保证 Feature Map 与原始图像大小不变。

（4）深度升降，例如采用增加一个 1×1 kernel 来增加深度，相当于复制一层当前通道作为 Feature Map。

（5）跨层传递 Feature Map，不再局限于输入即输出，例如 ResNet 跨层传递特征。

2）激活

卷积之后，通常会加入偏置（bias），并引入非线性激活函数（Activation Function），这里定义 bias 为 b，Activation Function 是 $h(z)$，经过激活函数后，得到的结果是：

$$z_{x,y} = h\left(\sum_{i}^{p*q} w_i v_i + b \right) \tag{2-70}$$

这里，bias 与元素位置无关，只与层有关。主流的 Activation Function 有线性整流单元（ReLU）、Sigmoid 函数和 Tanh 函数。

3. 池化

池化（Pooling）是一种降采样操作（Subsampling），主要目标是降低 Feature Map 的特征空间，或者可以认为是降低 Feature Map 的分辨率。因为 Feature Map 参数太多，而图像细节不利于高层特征的抽取。池化原理如图 2.16 所示。

目前主要的 Pooling 操作有：

（1）最大值池化（Max Pooling）：2×2 的 Max Pooling 就是取 4 个像素点中最大值保留。

（2）平均值池化（Average Pooling）：2×2 的 Average Pooling 就是取 4 个像素点中平均值值保留。

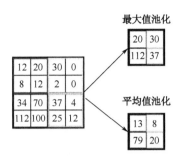

图 2.16　池化原理

（3）L2 池化（L2 Pooling）：即取均方值保留。

Pooling 操作会降低参数，降低 Feature Map 的分辨率，但是这种暴力降低在计算力足够的情况下是否必需的，并不确定。目前一些大的 CNN 网络只是偶尔使用 Pooling。

以上是一个 CNN stage 的基本结构，不过这个结构是可变的，目前大部分网络都是根据基本结构堆叠调整参数，或跳层连接而成的。CNN 的输出是 Feature Map，不仅可以被输入全连接网络来分类，也可以接入另外一个"镜像"的 CNN。如果输入图像维度与这个新的 CNN 输出 Feature Map 特征维度相同，即这个新接入的 CNN 做采样（Upsampling），可以认为所得到的图像是在做像素级的标注、图像分割。

2.4.4　全连接网络

出现在 CNN 中的全连接网络（Fully Connected Network），主要是为了分类。这里称它为 Network 的原因是，目前 CNN 多数会采用多层全连接层，这样的结构可以被认为是网络。如果只有一层，则下边的叙述同样适用。它的结构图如图 2.17 所示。

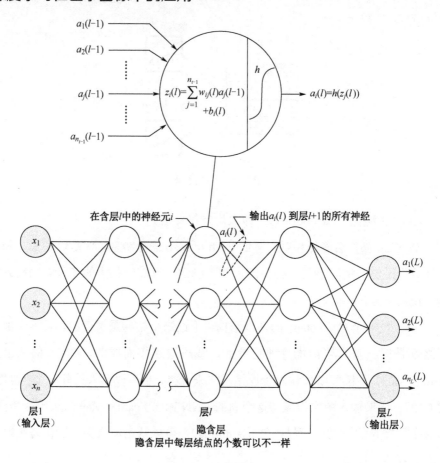

图 2.17　全连接层结构图

　　不同于 CNN 的滑动卷积，全连接网络每一层的所有单元与上一层完全连接。通常，除了输入层和输出层的其他层，都被认为是隐含层。对于第 l 层的第 i 个神经元，输出计算方式是

$$z_i\left(l\right)=\sum_{j=1}^{n_{l-1}}w_{ij}\left(l\right)\alpha_j\left(l-1\right)+b_i\left(l\right) \tag{2-71}$$

考虑 Activation Function 之后，对于第 l 层的第 i 个神经元，输出是

$$\alpha_i\left(l\right)=h\left(z_i\left(l\right)\right) \tag{2-72}$$

计算这一层中的所有神经元之后，作为下一层的输入。

全连接网络和 CNN 的数学表达结构其实很相似，只是不存在关于图像空间上的滑动卷积。

目标函数与训练方法。CNN 网络的训练误差需要通过一个目标函数来衡量，目前比较流行的目标函数是均方误差（Mean Square Error，MSE）和 K-L 散度（K-L Divergence），对于输出层的误差公式很容易判断。

- MSE：

$$E = \frac{1}{2}\sum_{j=1}^{n_L}\left(r_j - \alpha_j(L)\right)^2 \tag{2-73}$$

- K-L 散度：

$$E = -\frac{1}{n_L}\sum_{j=1}^{n_L}\left[r_j\ln\alpha_j(L) + (1-r_j)\ln(1-\alpha_j(L))\right] \tag{2-74}$$

其中，r_j 是期望输出（标注标签）；$\alpha_j(L)$ 是第 L 层的第 j 个神经元的输出。

K-L 散度和 MSE 原理在本书不再过多介绍。通常 K-L 散度的权重更新会比 MSE 更快，不过本书将通过 MSE 来举例说明，如果仅仅考虑最后一层的更新，通过梯度下降，权重 w_{ij} 和 b_i 的更新方式把 $\alpha_j(L)$ 代入公式求导就可以算出

$$w_{ij}(l) = w_{ij}(l) - \alpha\frac{\nabla E}{\nabla w_{ij}(l)} \tag{2-75}$$

和

$$b_i(l) = b_i(l) - \alpha\frac{\nabla E}{\nabla b_i(l)} \tag{2-76}$$

其中，α 是学习率。如果学习率取值过大，可能会收敛于振荡；如果学习率取值过小，可能收敛速度太慢。

以上是网络只有最后一层的训练方式，但是实际上对于深层网络，很难一次通过数学计算出每一层的权重更新公式，也就是权重很难更新。

可以看出，如果想要训练网络，就需要根据误差更新权重，而如果想要获得误差 E，不论是 MSE 还是 K-L 散度，都需要两种参数：期望输出 r 和当前层

权重 α（回顾公式，即 w, b）。其中，期望输出 r 来自标签集，很容易获得，而 α 和误差 E 相互影响。那么，解决方式就很明显，我们可以先固定一方，更新另一方，这是 Alternating Optimazition 优化多参数模型的经典思路。CNN 的训练方法思路也来自于此，被称作 Backpropagation。

Backpropagation 算法，大概可以分为两步。

（1）通过训练数据计算网络中的 α，这里可以回想一下 α 的计算方法：最初的 α 只需要输入图像和初始化权重就可以计算，这一步是从输入图像到输出层的计算，即上图中的前向传播。

（2）获得所有 α 之后，下一步我们就可以通过目标函数和期望输出计算出最后一层的 E。而有了最后一层的 E，可以计算出倒数第二层的期望输出 r，以此类推，可以计算误差到第一层，并通过求导更新权重。这是图 2.18 的后向传播学习过程。

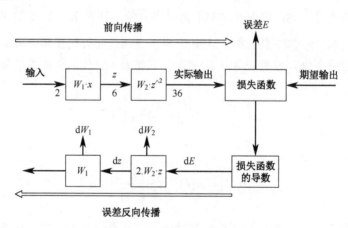

图 2.18　后向传播学习过程

上述两部分操作会交替进行。

实际上 BP 算法通过以下 4 个公式更新：

$$\frac{\nabla E}{\nabla w_{ij}(l)} = \alpha_j(l-1)\Delta_j(l-1)\Delta_i(l) \tag{2-77}$$

$$\frac{\nabla E}{\nabla b_i(l)} = \Delta_i(l) \tag{2-78}$$

$$\Delta_j(l) = h'(z_j(l)) \sum_i w_{ij}(l+1) \Delta_i(l+1) \tag{2-79}$$

$$\Delta_j(L) = h'(z_j(L)) \left[\alpha_j(L) - r_j \right] \tag{2-80}$$

式(2-77)和式(2-78)用于计算更新权重 w_{ij} 和 bias b_i 所需的梯度，式(2-79)和式(2-80)是式(2-77)和式(2-78)中未知项的来源，式(2-80)用于计算最后一层梯度，式(2-79)用于计算除最后一层外其他层的梯度。通过传播梯度来传递误差，其中 Activation Function 的梯度 $h'(z_j(l))$，$l = 1, \cdots, L$ 和各层权重 $\alpha_i(l)$，$l = 1, \cdots, L$ 都可以在前向传播过程中计算出来。

严谨的 BP 算法流程：

（1）用随机小数初始化所有权重 w_{ij} 和 bias b_i；

（2）利用来自训练集的输入向量（例如一副图像），算出所有的 $\alpha_i(l)$ 和 $h'(z_j(l))$；

（3）用公式(2-73)或(2-74)计算 MSE 或 K-L 散度；

（4）用式(2-80)计算 $\Delta_j(L)$，并后向传播，用式(2-79)计算出所有其他层的 $\Delta_j(l)$，$l = L-1, L-2, \cdots, 2$；

（5）更新权重；

（6）对训练集中的所有输入向量（图像）重复，完成一次所有训练成为一个轮。当 MSE 误差稳定不变，或者到达某个迭代次数后，BP 算法停止。

以上就是 CNN 的训练过程。

2.4.5 AlexNet 网络

由于受到计算机性能的局限，虽然 LeNet 在图像分类中取得了较好的成绩，但是并没有引起很多的关注。直到 2012 年，Alex 等人提出的 AlexNet 网络在 ImageNet 大赛上以远超第二名的成绩夺冠，卷积神经网络乃至深度学习才重新引起了广泛的关注[①]。

AlexNet 是在 LeNet 的基础上加深了网络的结构，学习更丰富更高维的图像特征。AlexNet 的网络结构更深；使用层叠的卷积层，即卷积层+卷积层+池化层来提取图像的特征；使用 Dropout 抑制过拟合；使用数据增强 Data Augmentation 抑制过拟合；使用 ReLu 替换之前的 Sigmoid 的作为激活函数；能够利用多 GPU 训练。

1）Alex 网络结构（见图 2.19）

AlexNet 的输入是 227×227，网络包含 8 个带权重的层；前 5 层是卷积层，剩下的 3 层是全连接层。最后一层全连接层的输出是 1 000 维 Softmax 的输入，softmax 会产生 1 000 类标签的分布网络包含 8 个带权重的层；前 5 层是卷积层，剩下的 3 层是全连接层。最后一层全连接层的输出是 1 000 维 Softmax 的输入，softmax 会产生 1 000 类标签的分布。

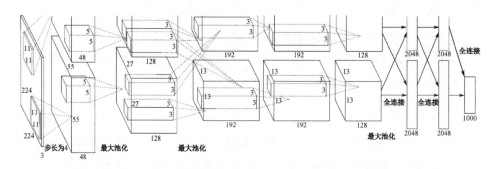

图 2.19　AlexNet 网络架构

（1）卷积层 C1。

该层的处理流程：卷积→ReLU→池化→归一化。

卷积：输入是 227×227，使用 96 个 11×11×3 的卷积核，得到的 Feature Map 为 55×55×96。

---

① https://www.cnblogs.com/wangguchangqing/p/10333370.html

ReLU：将卷积层输出的 Feature Map 输入到 ReLU 函数中。

池化：使用 3×3 步长为 2 的池化单元（重叠池化，步长小于池化单元的宽度），输出为 27×27×96[(55−3)/2+1=27]。

局部响应归一化：使用 $k=2$，$n=5$，$\alpha=10-4$，$\beta=0.75$ 进行局部归一化，输出的仍然为 27×27×96，输出分为两组，每组的大小为 27×27×48。

（2）卷积层 C2。

该层的处理流程：卷积→ReLU→池化→归一化。

卷积：输入是 2 组 27×27×48。使用两组，每组 128 个尺寸为 5×5×48 的卷积核，并做了边缘填充 padding=2，卷积的步长为 1。则输出的 Feature Map 为两组，每组的大小为 27×27×128[(27+2×2−5)/1+1=27]。

ReLU：将卷积层输出的 Feature Map 输入到 ReLU 函数中。

池化：池化运算的尺寸为 3×3，步长为 2，池化后图像的尺寸为 (27−3)/2+1=13，输出为 13×13×256。

局部响应归一化：使用 $k=2$，$n=5$，$\alpha=10-4$，$\beta=0.75$ 进行局部归一化，输出的仍然为 13×13×256，输出分为两组，每组的大小为 13×13×128。

（3）卷积层 C3。

该层的处理流程：卷积→ReLU。

卷积：输入是 13×13×256，使用两组共 384 尺寸为 3×3×256 的卷积核，做了边缘填充 padding=1，卷积的步长为 1，则输出的 Feature Map 为 13×13×384。

ReLU：将卷积层输出的 Feature Map 输入到 ReLU 函数中。

（4）卷积层 C4。

该层的处理流程：卷积→ReLU。

该层和 C3 类似。

卷积：输入是 13×13×384，分为两组，每组为 13×13×192。使用两组，每组 192 个尺寸为 3×3×192 的卷积核,做了边缘填充 padding=1,卷积的步长为 1,则输出的 Feature Map 为 13×13×384，分为两组，每组为 13×13×192。

ReLU：将卷积层输出的 Feature Map 输入到 ReLU 函数中。

（5）卷积层 C5。

该层处理流程：卷积→ReLU→池化。

卷积：输入为 13×13×384，分为两组，每组为 13×13×192。使用 2 组，每组为 128 尺寸为 3×3×192 的卷积核，做了边缘填充 padding=1，卷积的步长为 1，则输出的 Feature Map 为 13×13×256。

ReLU：将卷积层输出的 Feature Map 输入到 ReLU 函数中。

池化：池化运算的尺寸为 3×3，步长为 2，池化后图像的尺寸为 (13−3)/2+1=6，即池化后的输出为 6×6×256。

（6）全连接层 FC6。

该层的流程：（卷积）全连接→ReLU→Dropout。

卷积→全连接：输入为 6×6×256，该层有 4 096 个卷积核，每个卷积核的大小为 6×6×256。由于卷积核的尺寸刚好与待处理特征图（输入）的尺寸相同，即卷积核中的每个系数只与特征图（输入）尺寸的一个像素值相乘、一一对应，所以该层被称为全连接层。由于卷积核与特征图的尺寸相同，卷积运算后只有一个值，因此，卷积后的像素层尺寸为 4 096×1×1，即有 4 096 个神经元。

ReLU：这 4 096 个运算结果通过 ReLU 激活函数生成 4 096 个值。

丢弃：抑制过拟合，随机断开某些神经元的连接或者不激活某些神经元。

（7）全连接层 FC7。

流程：全连接→ReLU→Dropout。

全连接：输入为 4 096 的向量。

ReLU：这 4 096 个运算结果通过 ReLU 激活函数生成 4 096 个值。

Dropout：抑制过拟合，随机断开某些神经元的连接或者是不激活某些神经元。

（8）输出层。

第 7 层输出的 4 096 个数据与第 8 层的 1 000 个神经元进行全连接，经过训练后输出 1 000 个浮点型的值，这就是预测结果。

2）层叠池化

在 LeNet 中池化是不重叠的，即池化窗口的大小和步长是相等的，如图 2.20 所示。

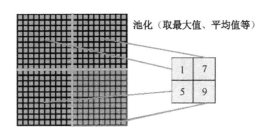

图 2.20　无重叠池化

在 AlexNet 中使用的池化（Pooling）却是可重叠的，也就是说，在池化的时候，每次移动的步长小于池化的窗口长度。AlexNet 池化的大小为 3×3 的正方形，每次池化移动步长为 2，这样就会出现重叠。重叠池化可以避免过拟合，这个策略贡献了 0.3% 的错误率。与非重叠方案 $s=2$，$z=2$ 相比，输出的维度是相等的，并且能在一定程度上抑制过拟合。

3）Dropout

引入 Dropout 主要是为了防止过拟合。在神经网络中 Dropout 通过修改神经网络本身结构来实现。对于某一层的神经元，通过定义的概率将神经元置为 0，这个神经元就不参与前向和后向传播，就如同在网络中被删除了一样。同时，保持输入层与输出层神经元的个数不变，然后按照神经网络的学习方法进行参数更新。在下一次迭代中，又重新随机删除一些神经元（置为 0），直至训练结束。

Dropout 应该算是 AlexNet 中一个很大的创新，是现在神经网络中的必备结构之一。Dropout 也可以看成是一种模型组合，每次生成的网络结构都不一样，通过组合多个模型的方式能够有效地减少过拟合。**Dropout** 只需要两倍的训练时间即可实现模型组合（类似取平均）的效果，非常高效。

Dropout 原理示意图如图 2.21 所示。

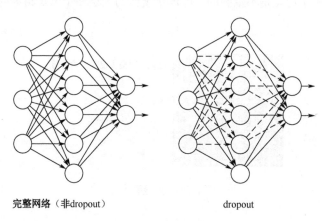

完整网络（非dropout）　　　　　　　　dropout

图 2.21　Dropout 原理示意图

4）数据增强

由于神经网络训练的参数多，表现能力强，所以需要比较多的数据量，不然很容易过拟合。当训练数据有限时，可以通过一些变换从已有的训练数据集中生成一些新的数据，以快速地扩充训练数据。对于图像数据集来说，可以对图像进行一些形变操作：翻转、随机裁剪、平移或颜色光照的变换等。

AlexNet 对数据做了以下操作。

（1）随机裁剪，先对 256×256 的图片进行随机裁剪到 227×227，然后进行水平翻转。

（2）测试时，先对左上、右上、左下、右下、中间分别做了 5 次裁剪，然后翻转，共 10 个裁剪，之后对结果求平均。

（3）对 RGB 空间先做 PCA（主成分分析），然后对主成分做一个（0, 0.1）的高斯扰动，也就是对颜色、光照进行变换，结果使错误率又下降了 1%。

5）ReLu 作为激活函数

在最初的感知机模型中，输入和输出的关系如下：

$$y = \sum_i w_i x_i + b \tag{2-81}$$

如果只是单纯的线性关系，则这样的网络结构有很大的局限性：使用很多这样结构的网络层叠加，输出和输入仍然是线性关系，无法处理有非线性关系的输入、输出。因此，对每个神经元的输出做个非线性的转换，也就是，将上面通过加权求和 $\sum_i w_i x_i + b$ 的结果输入到一个非线性函数，也就是激活函数中。

这样，由于激活函数的引入多个网络层的叠加就不再是单纯的线性变换，而是具有更强的表现能力。激活函数原理如图 2.22 所示。

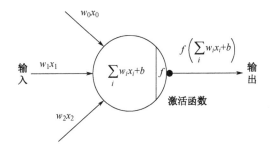

图 2.22　激活函数原理

Sigmoid 和 ReLu 函数是常用的激活函数。

（1）Sigmoid。

$$\sigma(x) = \frac{1}{1 + e^{-x}} \tag{2-82}$$

在网络层数较少时，Sigmoid 函数的特性能够很好地满足激活函数的作用：把一个实数压缩至 0 到 1 之间，当输入的数字非常大的时候，结果会接近 1；当输入非常大的负数时，则会得到接近 0 的结果。这种特性使其能够很好地模拟神经元在受刺激后，是否被激活向后传递信息（输出为 0，几乎不被激活；输出为 1，完全被激活）。

Sigmoid 一个很大的问题就是梯度饱和。观察 Sigmoid 函数的曲线，当输入的数字较大（或较小）时，函数值趋于不变，导数变得非常小。这样，在层数很多的网络结构中进行反向传播时，由于很多个很小的 Sigmoid 导数累成，导致结果趋于 0，权值更新较慢。

（2）ReLu。

$$\sigma(x) = \max(0, \ x) \tag{2-83}$$

针对 Sigmoid 梯度饱和导致训练收敛慢的问题，在 AlexNet 中引入了 ReLU。ReLU 是一个分段线性函数，小于等于 0 则输出为 0，大于 0 的则恒等输出。相比于 Sigmoid，ReLU 有以下优点：

a. 计算开销下　Sigmoid 的正向传播有指数运算、倒数运算，而 ReLu 是线性输出；反向传播中，Sigmoid 有指数运算，而 ReLU 有输出的部分，导数始终为 1。

b. 梯度饱和问题得以解决。

c. 稀疏性　ReLU 会使一部分神经元的输出为 0，这样就造成了网络的稀疏性，并且减少了参数的相互依存关系，缓解了过拟合问题的发生。

这里有个问题，前面提到，激活函数要用非线性的，是为了使网络结构有更强的表达能力。这里使用 ReLU 本质上是个线性的分段函数，那它是怎么进行非线性变换的呢？

这里把神经网络看成是一个巨大的变换矩阵 M，其输入为所有训练样本组成的矩阵 A，输出为矩阵 B。

$$B = M \cdot A \tag{2-84}$$

如果这里的 M 是一个线性变换，则所有的训练样本 A 进行了线性变换输出为 B。

那么对于 ReLU 来说，由于其是分段的，0 的部分可以看成神经元没有激活，不同的神经元激活或者不激活，其神经元处理过程的变换矩阵是不一样的。

设有两个训练样本 a_1, a_2，其训练时神经网络组成的变换矩阵为 M_1, M_2。由于 M_1 变换对应的神经网络中激活神经元和 M_2 是不一样的，这样 M_1, M_2 实际上是两个不同的线性变换。也就是说，每个训练样本使用的线性变换矩阵 M_1 是不一样的，在整个训练样本空间来说，其经历的是非线性变换。

简单来说，不同训练样本中的同样特征，在经过神经网络学习时，流经的神经元是不一样的（激活函数值为 0 的神经元不会被激活）。这样，最终的输出实际上是输入样本的非线性变换。

6）局部相应归一化

ReLU 具有让人满意的特性，不需要通过输入归一化来防止饱和。如果至少一些训练样本对 ReLU 产生了正输入，那么那个神经元上将发生学习。然而，我们仍然发现接下来的局部响应归一化有助于泛化。$a_{x,y}^i$ 表示神经元激活，先通过在 (x, y) 位置应用核 i，然后应用 ReLU 非线性来计算，响应归一化激活 $b_{x,y}^i$ 通过下式给定：

$$b_{x,y}^i = a_{x,y}^i \Bigg/ \left(k + a \sum_{j=\max\left(0, i-\frac{n}{2}\right)}^{\min\left(N-1, i+\frac{n}{2}\right)} \left(a_{x,y}^j\right)^2 \right)^\beta \tag{2-85}$$

其中，N 是卷积核的个数，也就是生成 Feature Map 的个数；k, α, β, n 是超参数，论文中使用的值是 $k = 2, n = 5, \alpha = 10^{-4}, \beta = 0.75$。

输出 $b_{x,y}^i$ 和输入 $a_{x,y}^j$ 的上标表示的是当前值所在的通道，也即是叠加的方向是沿着通道进行的。将要归一化的值 $a_{x,y}^i$ 所在附近通道相同位置的值的平方累加起来：

$$\sum_{j=\max\left(0, i-\frac{n}{2}\right)}^{\min\left(N-1, i+\frac{n}{2}\right)} \left((a_{x,y}^j)^2\right)^\beta \tag{2-86}$$

4. VGG-Net 网络模型

VGG-Net 由英国牛津大学著名研究组 VGG（Visual Geometry Group）提出，是 2014 年 ImageNet 竞赛定位任务（localization task）第一名和分类任务第二名算法的基础网络。

由于 VGG-Net 具备良好的泛化性能，因而在 ImageNet 数据集上的预训练模型（pre-trained model）被广泛应用于除最常用的特征抽取（Feature Extractor）外的诸多问题，如物体候选框（Object Proposal）生成、细粒度图像定位与检索（Fine-grained Object Localization and Image Retrieval）、图像协同定位（co-localization）等。

VGG-Net 探索了卷积神经网络的深度与其性能之间的关系，通过反复堆叠 3×3 的小型卷积核和 2×2 的最大池化层，VGG-Net 成功地构筑了 16～19 层深的卷积神经网络[①]。VGG-Net 相比之前 State-of-the-art 的网络结构，错误率大幅下降，并取得了 ILSVRC 2014 比赛分类项目的第 2 名和定位项目的第 1 名。同时 VGG-Net 的拓展性很强，迁移到其他图片数据上的泛化性非常好。VGG-Net 的结构非常简洁，整个网络都使用了同样大小的卷积核尺寸（3×3）和最大池化尺寸（2×2）。到目前为止，VGG-Net 依然经常被用来提取图像特征。VGG-Net 训练后的模型参数在其官方网站上开源了，可用于在特定的图像分类任务上进行再训练（相当于提供了非常好的初始化权重），因此被用在了很多地方。

VGG-Net 中全部使用了 3×3 的卷积核和 2×2 的池化核，通过不断加深网络结构来提升性能。表 2.1 为 VGG-Net 各级别网络结构参数表。表 2.2 为各级别网络参数量，从 11 层的网络一直到 19 层的网络都有详尽的性能测试。虽然从 A 到 E 每一级网络逐渐变深，但是网络的参数量并没有增长很多，这是因为参数量主要都消耗在最后 3 个全连接层。虽然前面的卷积部分很深，但是消耗的

[①] https://blog.csdn.net/marsjhao/article/details/72955935

参数量不大，不过训练比较耗时的部分依然是卷积，因其计算量比较大。这其中的 D、E 也就是我们常说的 VGG-Net-16 和 VGG-Net-19。C 很有意思，相比 B 多了几个 1×1 的卷积层，1×1 卷积的意义主要在于线性变换，而输入通道数和输出通道数不变，没有发生降维。

表 2.1　VGG-Net 各级别网络结构参数表

ConvNet Configuration					
A	A-LRN	B	C	D	E
11 weight layers	11 weight layers	13 weight layers	16 weight layers	16 weight layers	19 weight layers
input (224 x 224 RGB Timage)					
conv3-64	conv3-64 **LRN**	conv3-64 **conv3-64**	conv3-64 conv3-64	conv3-64 conv3-64	conv3-64 conv3-64
maxpool					
conv3-128	conv3-128	conv3-128 **conv3-128**	conv3-128 conv3-128	conv3-128 conv3-128	conv3-128 conv3-128
maxpool					
conv3-256 conv3-256	conv3-256 conv3-256	conv3- 256 conv3-256	conv3-256 conv3-256 **conv1-256**	conv3-256 conv3-256 **conv3-256**	conv3-256 conv3-256 conv3-256 **conv3-256**
maxpool					
conv3-512 conv3-512	conv3-512 conv3-512	conv3- 512 conv3-512	conv3-512 conv3-512 **conv1-512**	conv3-512 conv3-512 **conv3-512**	conv3-512 conv3-512 conv3-512 **conv3-512**
maxpool					
conv3-512 conv3-512	conv3-512 conv3-512	conv3-512 conv3-512	conv3-512 conv3-512 **conv1-512**	conv3-512 conv3-512 **conv3-512**	conv3-512 conv3-512 conv3-512 **conv3-512**
maxpool					
FC-4096					
FC-4096					
FC-1000					
soft-max					

表 2.2　VGG-Net 各级别网络参数量

网络级别	A,A-LRN	B	C	D	E
参数量	133	133	134	138	144

训练时，输入是大小为 224×224 的 RGB 图像，预处理只有在训练集中的每个像素上减去 RGB 的均值。

VGG-Net 拥有 5 段卷积，每一段内有 2~3 个卷积层，同时每段尾部会连接一个最大池化层用来缩小图片尺寸。每段内的卷积核数量一样，越靠后的段的卷积核数量越多：64-128-256-512-512。其中经常出现多个完全一样的 3×3 的卷积层堆叠在一起的情况，这其实是非常有用的设计。如图 2.23 所示，两个 3×3 的卷积层串联相当于 1 个 5×5 的卷积层，即一个像素会跟周围 5×5 的像素产生关联，可以说感受野大小为 5×5。而 3 个 3×3 的卷积层串联的效果则相当于 1 个 7×7 的卷积层。除此之外，3 个串联的 3×3 的卷积层，拥有比 1 个 7×7 的卷积层更少的参数量，只有后者的(3×3×3)/(7×7)=55%。

最重要的是，3 个 3×3 的卷积层拥有比 1 个 7×7 的卷积层更多的非线性变换（前者可以使用 3 次 ReLU 激活函数，而后者只有 1 次），使得 CNN 对特征的学习能力更强。

VGG-Net 在训练时有一个小技巧，先训练级别 A 的简单网络，再复用 A 网络的权重来初始化后面的几个复杂模型，这样训练收敛的速度更快。在预测时，VGG 采用多尺度的方法，将图像缩放到一个尺寸 Q，并将图片输入卷积网络计算。然后在最后一个卷积层使用滑窗的方式进行分类预测，将不同窗口的分类结果平均，再将不同尺寸 Q 的结果平均得到最后结果，这样可提高图片数据的利用率并提升预测准确率。在训练中，VGG-Net 还使用了 Multi-Scale 的方法做数据增强，将原始图像缩放到不同尺寸 S，然后再随机裁切 224×224 的图片，这样能增加很多数据量，对于防止模型过拟合有很不错的效果。

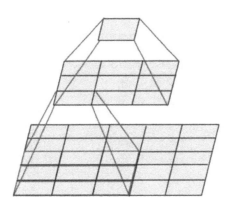

图2.23 两个串联3×3的卷积层功能类似于一个5×5的卷积层

实践中，作者令 S 在[256,512]这个区间内取值，使用 Multi-Scale 获得多个版本的数据，并将多版本的数据合在一起进行训练。表 2.3 是单一测试度量下的 ConvNet 性能，所示为 VGG-Net 使用 Multi-Scale 训练时得到的结果，可以看到 D 和 E 都可以达到 7.5%的错误率。最终提交到 ILSVRC 2014 的版本是仅使用 Single-Scale 的 6 个不同等级的网络与 Multi-Scale 的 D 网络的融合，达到了 7.3%的错误率。不过比赛结束后作者发现只融合 Multi-Scale 的 D 和 E 可以达到更好的效果，错误率达到 7.0%，再使用其他优化策略最终错误率可达到 6.8%左右，非常接近同年的冠军 Google Inceptin Net。同时，作者在对比各级网络时总结出了以下几个观点：①LRN 层作用不大[VGGNet 不使用局部响应标准化（LRN），这种标准化并不能在 ILSVRC 数据集上提升性能，却导致更多的内存消耗和计算时间。]；②越深的网络效果越好；③1×1 的卷积也是很有效的，但是没有 3×3 的卷积好，大一些的卷积核可以学习更大空间的特征。

表2.3 单一测试度量下的 ConvNet 性能

ConvNet config. (Table 1)	smallest image side		top-1 val. error (%)	top-5 val. error(%)
	train (S)	test (Q)		
A	256	256	29.6	10.4
A-LRN	256	256	29.7	10.5
B	256	256	28.7	9.9

ConvNet config. (Table 1)	smallest image side		top-1 val. error (%)	top-5 val. error(%)
	train (S)	test (Q)		
	256	256	28.1	9.4
C	384	384	28.1	9.3
	[256;512]	384	27.3	8.8
	256	256	27.0	8.8
D	384	384	26.8	8.7
	[256;512]	384	25.6	8.1
	256	256	27.3	9.0
E	384	384	26.9	8.7
	[256;512]	384	25.5	8.0

5. Network-In-Network(NIN)网络模型

Network-In-Network(NIN)是由新加坡国立大学 LV 实验室提出的异于传统卷积神经网络的一类经典网络模型，与其他卷积神经网络的最大差异是用多层感知机（多层全连接层和非线性函数的组合）替代了先前卷积网络中简单的线性卷积层，如图 2.24 所示。

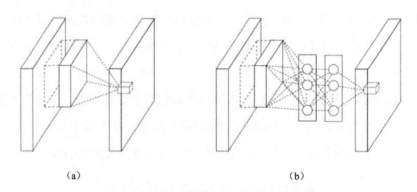

（a） （b）

图 2.24 传统卷积模块与 NIN 网络卷积模块

我们知道，线性卷积层的复杂度有限，利用线性卷积进行层间映射也只能将上层特征或输入进行"简单"的线性组合形成下层特征。而 NIN 采用了复杂度更高的多层感知机作为层间映射形式，这一方面提供了网络层间映射的一种新可能。

另外，NIN 增加了网络卷积层的非线性能力，使得上层特征可以更复杂地被映射到下层，这样的想法也被后期出现的残差网络和 Inception 等网络模型所借鉴。

同时，NIN 网络模型的另一个重大突破是摒弃了全连接层作为分类层的传统，转而改用全局汇合操作（Global Average Pooling），如图 2.25 所示。

NIN 最后一层共有 C 张（Feature Map），分别对应分类任务的 C 个类别。全局汇合操作分别作用于每张特征图，最后将汇合结果映射到样本真实标记。

可以发现，在这样的标记映射关系下，C 张特征图上的响应将很自然地分别对应到 C 个不同的样本类别，这也是相对先前卷积网络来讲，NIN 在模型可解释性上的一个优势。

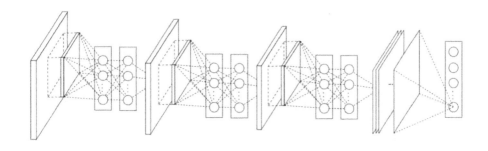

图 2.25　NIN 网络模型整体结构

2.5　结语

本章按时间顺序分 4 个时期对深度学习算法的发展历程进行了简单介绍。

第一个时期是推理期，1956 年达特茅斯会议之后的十几年里人工智能迎来了第一次高峰，大部分早期研究员都通过人类的经验，基于逻辑或事实归纳出来一些规则，然后通过编写程序来让计算机完成一个任务。不过，从技术角度，主要的瓶颈表现在三个方面。第一，计算机性能不足，导致早期很多程序无法在人工智能领域得到应用；第二，问题的复杂性，早期人工智能程序主要是解决特定的问题，因为特定的问题对象少，复杂性低，一旦问题上升维度，程序立马就不堪重负了；第三，数据量严重不足，在当时不可能找到足够大的数据库来支撑程序进行深度的学习，这很容易导致机器无法获取足够量的数据进行智能化。

第二个时期是知识期，到了 20 世纪 70 年代，研究者意识到知识对于人工智能系统的重要性。特别是对于一些复杂的任务，需要专家来构建知识库。在这一时期，出现了各种各样的专家系统，并在特定的专业领域取得了很多成果。专家系统可以简单理解为"知识库＋推理机"，是一类具有专门知识和经验的计算机智能程序系统。专家系统一般采用知识表示和知识推理等技术来完成通常由相关领域专家才能解决的复杂问题，因此专家系统也被称为基于知识的系统。不过专家系统的应用领域有限，且经常在常识性问题上出错，因此人工智能迎来了第二个寒冬。

第三个时期是学习期，人类的很多智能行为比如语言理解、图像理解等，我们很难知道其中的原理，也无法描述这些智能行为背后的"知识"。因此，通过知识和推理的方式难以实现这些行为的智能系统。为了解决这类问题，研究者开始重点转向让计算机从数据中自己学习，即机器学习（Machine Learning）。后来，由于人工神经网络的不断发展，"深度学习"的概念被提出，之后，深度神经网络和卷积神经网络开始不断映入人们的眼帘。深度学习的发展又一次掀起人工智能的研究热潮，相关的算法层出不穷，这一热潮至今仍在持续。

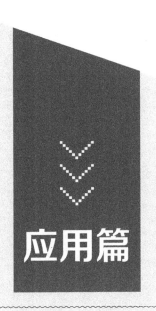

应用篇

深度学习算法应用于肺结节诊断案例

第**3**章

肺结节深度学习诊断引论

3.1 研究目的和意义

癌症是目前导致死亡的主要疾病，是威胁人类健康、阻碍人类平均寿命增长的主要障碍[229]。尽管癌症治疗技术已经取得很大进展，但每年因癌症而死亡的人数依然惊人：2018 年，全球约有新增癌症病例 1 808 万例，癌症相关死亡病例 956 万例[230]；中国约有 429 万例新增癌症病例，有约 287 万例癌症相关死亡病例[231]。早发现、早治疗是提高癌症患者生存率的关键。肺癌是癌症中发病率最高、死亡率增长最快、对人群健康和生命威胁最大的恶性肿瘤。近 50 年来，肺癌导致的死亡人数在癌症死亡中一直占主导地位[232]。2018 年，肺癌在全球新增癌症病例中占 11.6%，在全球死亡病例中占 18.4%，均是最高比例[230]。国家癌症中心 2019 年全国最新癌症报告表明，我国年新增肺癌患者约 79 万例，新增肺癌死亡约 63 万例[①]，同样居于所有癌症首位。

早期诊断对肺癌的治疗和治愈起着至关重要的作用[233]。由于肺部结构的生理学特殊性，当肺癌引发的症状出现时，大多数肿瘤已经生长了相当长的一段时间，甚至已经扩散到其他器官。因此，大多数患者被诊断出肺癌的时候，已

---

① https://www.sohu.com/a/296354370_707276

是晚期。统计表明，在每 100 名新诊断出的肺癌患者中，80 名因已进展到晚期而不能手术，只有约 20 名患者可以进行切除手术[234]。而如果肺癌能在 I 期时被诊断出并进行切除，则 10 年生存率可达到 88%[31]。

大多数肺癌在早期表现为结节，肺结节是"圆形模糊，有适度的边缘，直径不大于 3 cm"的异常区域，小于 1 cm 的则叫微结节[54, 235]。很多结节都是肺癌的潜在表现，越早发现，病变越小，治愈率越高。计算机断层扫描（Computer Tomography，CT）是目前用于初期检测肺结节的主要图像手段。CT 图像的分辨率高和解剖结构对比度高的优点，使其能够显示用胸部 X 线片（Chest X-Ray，CXR）几乎看不到的结节[53]。实验证明 CT 图像筛查能得到比 CXR 图像高 20% 的早期肺癌检出率[52]。一项对已确诊肺癌病例的 CT 图像的回顾性研究表明：54%的癌症在早期图像检查中已经表现出来，但由于此时结节很小，易被医生疏漏。此外，同大多数肺癌在发病初期表现为肺结节一样，许多肺部良性病灶，如错构瘤、瘢痕、支气管腺瘤、机化性肺炎、肺梗死、动静脉畸形等也表现为结节。再加上病灶在视觉表现上的细微性、图像质量不高、医生读片的工作量大、医生经验不足或疲劳等因素，都会导致医生对图像解读错误的发生，具体表现在：对于同一个病灶，不同医生阅片时出现不同解读的概率可以达到 33%；而同一个医生，在不同时间对同一 CT 图像做出不同解读的概率也可达到 8%[236]。一项针对大量实施过肺结节切除手术的病例进行的回顾性研究显示：约有高达 60%的被切除结节是良性的[237]。这不仅给患者带来了不必要的身心痛苦，也为其增加了额外的经济负担。利用计算机辅助检测/诊断（Computer-Aided Detection /Diagnosis, CAD）技术辅助医生对医学图像进行分析，是减轻医生负担、提高肺癌早期诊断正确率的有效途径。目前，在该领域的研究已取得明显进展，但由于肺部医学图像结构组成的复杂性，距离临床应用要求尚有一定的距离[238]。

CT 图像上由于疾病的不同病理类型或进程而呈现出的相应放射学表现被称为"CT 征象"[239]，也被称为"CT 特征"、"CT 发现"、"CT 模式"或"CT

表现"[188]，它们是区分不同疾病的重要信息，以下统称为 CT 征象。理解征象的含义意味着理解 CT 图像上的异常发现，是放射科医生从病理角度鉴别不同类型肺结节的重要依据[240, 241]。放射科医生的主要工作便是辨析 CT 征象与疾病之间的关系，通过对肺结节征象的分析，推断病灶的性质和分期，以便制定出科学的治疗方案和做出正确的预后评估。

在肺部 CT 图像上常见的征象有晕征（Halo）、空气半月征（Air Crescent）、莫诺征（Monod）、麦圈征（Cheerios）、非实性纹理/磨玻璃影（Ground-Glass Opacity，GGO）、分叶征（Lobulation）、毛刺征（Spiculation）、钙化征（Calcification）、空洞空泡征（Cavity & Vacuolus）、胸膜牵拉征（Pleural Dragging）、支气管通气征（Air Bronchogram）、支气管黏液栓征（Bronchial Mucus Plugs）、阻塞性肺炎征（Obstructive Pneumonia）[188, 242, 243]等。大量研究表明，其中以下 5 种征象与肺癌密切相关[244]。

（1）分叶征。分叶征的病理基础是肿瘤边缘各部位肿瘤细胞分化程度不一，生长速度不同所引发，或是肺的结缔组织间隔，进入肿瘤的血管、支气管分支、从肿瘤内向外生长的血管和结缔组织等引起肿瘤生长受限并产生凹陷，从而形成分叶的形态，分叶征多是周围型肺癌的表现[245, 246]。

（2）毛刺征象。毛刺征象形成的病理基础是由于非典型性癌肿瘤周围的纤维化纤维束引起的尖状突起，多是腺癌的表现[247, 248]。

（3）非实性纹理/GOO 征。非实性纹理/GGO 征象的病理原因是肿瘤细胞沿肺泡壁生长，肺泡壁增厚，但肺泡腔未闭塞，多是肺泡癌的表现[249]。本书在后面的内容中把这种纹理统称为 GGO 征。

（4）非中心钙化征。钙化征象，比如弥漫性钙化、中心性钙化和层状钙化等，一般是表明病灶良性的因素，但非中心性钙化却是肺癌的表现，根据其病理基础可进一步区分为以下几种类型：①营养不良性钙化，因肿瘤血液供应障碍，瘤细胞变性、坏死、局部酸钙度改变、钙质沉积；②肿瘤包裹以前就有的钙化，发生于先前存在的肉芽肿钙化；③原发性肿瘤钙化，多是鳞癌、腺癌的表现[244]。本书将上述诸类型统一作为非中心钙化征看待。

（5）胸膜凹陷征。胸膜凹陷是由受肿瘤影响的瘢痕收缩引起的，它的出现与大多数周围型腺癌相关。从视觉上看，胸膜凹陷显示胸膜被针状物拖向肺区，所以胸膜凹陷也被称为胸膜牵拉[250]。

以上这些征象，是经验丰富的放射科医生对肺结节作肺癌诊断的重要依据，研究这 5 类肺结节征象的自动识别方法对辅助医生提高肺癌早期检测与诊断的准确率具有重要意义。

3.2 研究目标和内容

如上所述，分叶征、毛刺征、GGO 征、非中心钙化征和胸膜凹陷征多是肺癌早期的重要表现。为了向医生提供更准确的诊断参考、辅助医生更快地辨析不同病灶，并且为了提高肺癌早期检测与诊断的准确率、减少结节误解读情况的发生，本书从病理角度出发，以征象为研究对象，更细粒度地辨析不同类型的肺结节。

相对于传统的机器学习方法，深度学习技术具有自动学习参数和自动提取特征的内在优势，已经在很多视觉分析任务中获得成功，在医学图像分析领域也受到越来越多的关注。深度学习需要大量的样本支撑，然而医学图像表现复杂具有领域特殊性，标注者必须是经验丰富的专业医生。但是，医生培养周期长，目前人力资源严重不足，以致获得大量的人工标注样本标注代价高昂，造成标注样本量不足，影响深度学习在医学图像分析中的应用效果。因此，本书在标注样本不充分的条件下，研究如何利用多个深度网络模型间的融合来提高分类器性能、如何利用少量标注数据与大量未标注数据的结合来增加学习样本，还有如何通过网络模型实现强化学习，以逐步缓解或摆脱标注样本的不足，从而提高征象的分类准确率、辅助医生更好地进行肺癌早期的检测与诊断。

围绕上述研究目标，本篇将从以下 3 个主要方面展开研究：

3.2.1　基于人工免疫优化的征象分类网络融合方法

由于病理过程的多样性，病变的图像学征象表现往往非常复杂。同一类征象在不同个体上的视觉特征可能会表现出较大的差异，而不同类征象间也可能表现出相近的视觉特征。采用多分类器融合的方法是有效解决这一问题的途径之一。为此，本篇拟以深度网络为分类器，研究多深度网络融合方法来解决这一问题。首先通过迁移学习方法在不同的样本子集上训练深度网络得到多个子分类器，然后拟引入人工免疫方法，以分类器组成多样性和融合分类器分类准确率高为目标，对上述子分类器进行选择和融合优化，最终得到分类性能理想的网络融合体。

3.2.2　结合半监督协同学习与深度学习的征象模糊分类方法

深度学习需要依赖大量的训练数据来获得良好的分类性能。而目前医学图像研究领域的标注样本量明显不足。半监督学习方法能够以少量的标注样本为基础，结合大量的非标注样本来训练分类器，是解决标注样本不足的有效途径之一。本篇拟针对征象分类问题，研究基于深度特征的半监督学习方法，并拟引入模糊分类方案以消除由噪声带来的性能扰动，增强分类健壮性。首先，利用少量标注样本，初步训练得到基于深度特征的分类器。然后，利用生成对抗技术生成大量未标注样本，并利用训练得到的分类器对未标注样本进行分类，相应扩增标注样本，用扩增后的标注样本对分类器进行再训练。上述标注样本扩增与分类器再训练交替进行，直至得到分类性能理想的分类器。

3.2.3　胶囊网络的三元组强化学习及其征象分类方法

如前所述，医学图像领域标注样本不足的原因是肺结节病灶的图像学表现复杂，需要安排专业人员抽出时间做样本标注。而经验丰富的放射科医生人数严重不足，他们诊疗工作任务繁重，难以抽出专门的时间做样本标注工作。如果能设计一种方法，该方法使得征象分类方法在辅助医生进行诊断的过程中，通过医生在日常诊断过程中的自然反馈，逐渐提高其分类性能，则有望摆脱需要医生用专门的时间做样本标注的困境。为此，本书拟基于胶囊网络进行征象分类，在此基础上拟提出强化学习方法，并引入三元组学习目标，使该胶囊网络分类器在辅助医生进行日常诊断的过程中不断进行自主学习。

3.3　实验样本选择

数据集是研究与评价分类方法的依据，为此首先说明本书中以下各章所提出的方法中所用的实验数据集，以减少赘述。本篇实验所选用的 CT 图像样本均来自 LIDC-IDRI 和 LISS 肺结节样本数据集。对于这两个数据集的详细介绍已在第 2 章第 2.3.1 节给出，下面对本篇实验采用样本的选择规则进行说明。

3.3.1　样本图像尺寸

LIDC-IDRI 和 LISS 是不同时期由不同专家从诊断案例中随机抽取样本建立的样本库，样本选择具有一般性。本篇首先对 LIDC-IDRI 和 LISS 数据库中肺结节的直径分布进行了统计，结果如图 3.1 所示。从图中可以看出两个数据库中结节的大小主要分布在 2mm～30mm 之间。在 CT 图像上，像素间隔的平均值为 0.676 mm。将 mm 转换为像素值，库中98%的肺结节直径分布在 3 像素到 32 像素之间。因此，在本篇研究中，CT 图像图块样本尺寸确定为 32×32 像素，确保能够覆盖到绝大部分肺结节。相应地，采用 32×32 像素作为本篇各个网络的输入尺寸。这样既考虑了网络对小尺寸结节的敏感性，也能兼顾到为数不多的大尺寸样本的主体区域的图像特征。

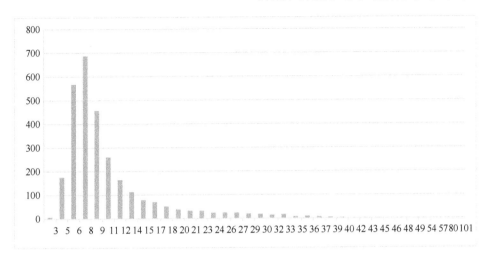

图 3.1 LIDC-IDRI 和 LISS 数据库中肺结节的直径分布图

3.3.2 征象选择

如前所述，本书以肺癌密切相关的征象作为研究对象。但 LIDC-IDRI 数据库与 LISS 数据库中所提供的与肺癌密切相关的征象略有区别，下面分别予以说明。

1. LIDC-IDRI 库

本篇从 LIDC-IDRI 中选择了 4 类征象图像样本用作算法训练和验证实验。LIDC-IDRI 是美国国家癌症研究所（NCI）与芝加哥大学、康奈尔大学、爱荷华州立大学、密歇根大学和加利福尼亚大学合作建立的一个肺结节 CT 扫描切片图的公共参考数据库。该数据库是目前研究肺结节计算机辅助诊断最常用的数据库。LIDC-IDRI 数据库包含 1 018 例病例和 200 000 个 CT 切片图像，每个图像的长度和宽度均为 512 像素。

LIDC-IDRI 数据库中提供了分叶征、毛刺征、GGO 征及非中心钙化征的图像，并由医生标注了肺结节的视觉特征及该结节为恶性的可能性分级。其中，当钙化征（Calcification）为第 4 级（非中心性外观）、分叶征（Lobulation）或毛刺征（Spiculation）的表现在第 4 级以上、纹理征（Texture）为第 1 和 2 级（即 GGO 征）时，结节多为恶性。所以本章根据表 3.1 所示的方案，选择钙化征=4，分叶征>=4，毛刺征>=4，纹理征<=2，恶性程度（Malignancy）>=3 的结节作为阳性实验样本。

表 3.1 征象选择方案

	选用样本特征级别	排除样本特征级别
细微度	-	-
内部结构	-	-
钙化征	=4	<>4
球形度	-	-
边缘	-	-
分叶征	>=4	<4
毛刺征	>=4	<4
纹理征	<=2	>2
恶性程度	>=3	<3

在实验过程中，除了选择 4 类与癌症相关的常见征象作为实验对象外，作为对比，还选择正常的图块为阴性样本，因此总共得到 5 类样本：非中心钙化、分叶征、毛刺征、纹理征（磨玻璃影征）和阴性样本，样本数量分布如表 3.2 所示。表 3.3 则给出了实验样本及其特征级别的示例。

表 3.2 LIDC-IDRI 实验样本数量分布

征象类别	选择的样本数
阴性样本	1 200
分叶征	573
毛刺征	532
非中心钙化征	457
GGO 征	376

表 3.3　来自 LIDC-IDRI 的 5 种实验样本示例

	阴性样本		非中心钙化征		分叶征		毛刺征		GGO 征	
细微度	-	-	4.67	5.0	5.0	4.0	4.0	5.0	3.67	3.0
内部结构	-	-	1.0	1.0	1.0	1.0	1.0	1.0	1.0	1.0
钙化征	-	-	**4.0**	**4.0**	6.0	6.0	6.0	6.0	6.0	6.0
球形度	-	-	3.33	2.67	4.25	4.0	5.0	5.0	4.33	4.0
边缘	-	-	3.67	4.67	4.5	4.0	2.0	4.0	2.67	1.0
分叶征	-	-	1.67	2.0	**4.25**	**4.0**	4.0	1.0	2.67	1.0
毛刺征	-	-	1.33	1.33	2.25	4.0	**4.0**	**5.0**	1.67	2.0
磨玻璃影征	-	-	5.0	4.67	4.75	4.0	5.0	4.0	**1.33**	**1.0**

2. LISS 库

LISS 库中包含 9 种日常诊断中最常见肺部疾病 CT 征象：分叶征、钙化征、空洞空泡（Cavity and Vacuolus）、毛刺征、胸膜凹陷（Pleural Indentation）、磨玻璃影征，支气管黏液栓（Bronchial Mucus Plugs）、支气管通气征（Air Bronchogram）和阻塞性肺炎（Obstructive Pneumonia）。如第 4.1 节所示，本篇只考虑与肺癌密切相关的征象，所以选择 LISS 中的分叶征、毛刺征、胸膜凹陷[251, 252]和 GGO 征这 4 种征象作为阳性实验对象，另外，取部分肺部正常图块作为阴性样本，同样取大小为 32×32 像素的图像块作为实验图像。从 LISS 中选用的样本数量分布如表 3.4 所示，图像样例则如表 3.4 所示。

表 3.4　从 LISS 中选用的样本数量分布

征象类别	选择的样本数
阴性样本	80
分叶征	41
毛刺征	29
胸膜凹陷征	45
磨玻璃影征	45

实验从 LISS 库中所选用的 4 种征象的原始图像样例如表 3.5 所示。

表 3.5 LISS 库中分叶征、毛刺征、胸膜凹陷征和 GGO 征的实验样本示例

阴性样本	分叶征	毛刺征	胸膜凹陷征	磨玻璃影征（GGO 征）

第 **4** 章

基于人工免疫优化的征象
分类网络融合方法

4.1 引言

目前已有的肺结节分类方法主要是利用专家标记的肺结节样本来进行监督学习，而专家标记需要巨大的人力耗费，而目前医生严重不足，工作任务繁重，无法抽出专门时间做标注工作，这导致可学习样本的数量较少。另外，由于内部组织学差异、生长不均衡等原因，造成肺结节的图像学特征各异、复杂多变，所以，区分不同类别结节的特征决策边界情况复杂，以上因素造成使用单个分类器很难学习到全局最优解。融合分类方法将若干弱分类器集成为一个强分类器，能够更好地接近全局最优的解，从而可以提高算法的整体分类性能[253]，获得更准确和鲁棒的分类结果。

分类器融合已在肺结节分类问题中得到一定的重视。Tartar 等[254]在肺结节检测方法问题研究中，比较了单一支持向量机和 Bagging 支持向量机的分类性能。结果表明，在总体分类准确度和假阳性率指标中，Bagging 支持向量机明显优于单一支持向量机分类器。在 Tartar 等的另一项研究[255]中，他们分别采用了不同的集成学习法来解决基于 CT 图像的肺结节分类问题，包括 Bagging 法、

Boosting 法和基于随机森林的随机子空间集成法等。结果表明，基于随机子空间的集成学习方法导致最好的性能。Jaffar 等[256]使用 Bagging 树对肺结节进行分类，在 LIDC-IDRI 数据集上的实验表明该方法优于单分类器方法。Farahani 等[257]提出了一种将多层感知器（MLP）、k 近邻分类器（k-NN）和支持向量机融合起来的方法，用于对 CT 图像进行分类。其中，每种分类器分别产生自己的决策，最后采用多数投票法对这些决策进行融合。结果表明与单分类器相比，融合分类器对肺结节诊断效果有较好的改善。Ma 等[258]提出了一种基于加权和的多分类器融合方法来识别 CT 图像上的常见肺部征象。该分类器融合了支持向量机、反向传播神经网络、朴素贝叶斯分类器、k-NN 和决策树共 5 种分类器。结果显示融合分类方法优于其中任一单分类器方法，也优于 Bagging 和 Boosting 集成算法。Xie 等[259]提出了一种可迁移的多模型集成（Transferable Multi-Model Ensemble，TMME）方法，用于区分 CT 图像中的恶性和良性肺结节。该方法首先在 ImageNet 图像数据库上预训练一个 ResNet-50 深度网络模型，然后在包含肺结节的整体外观、体素值非匀性和形状不规则性的 3 种肺结节特征库上分别进行迁移学习，得到 3 个不同分类器。再利用自适应加权学习方案，融合 3 个模型的图像表示能力对肺结节进行分类。Teramoto 等[260]在 CT 和 PET 图像上检测肺结节，在其中的假阳性分类环节，采用了将基于形状和代谢特征分析的分类方法与卷积神经网络（CNN）分类方法进行融合的方案。

对于多分类器融合，其所使用的分类器的类型和数量对于最终的集成效果有非常重要的影响。现有方法，包括上述方法，通常是将确定数量的分类器组合在一起，而分类器的数量多通过多次实验比较或经验来确定，其结果往往只适用于特定的训练数据集，集成体的泛化和鲁棒性能都还不够理想。

集成分类器中，子分类器的平均泛化误差及子分类器的多样性是影响集成分类器性能的两个关键因素，针对参与集成的分类器数量及其组织方式来进行优化能够获得更好的分类性能。由此思想出发，本章提出一种基于人工免疫优化的分类器融合方法，对若干深度网络进行融合，用于肺结节征象的分类

（Artificial Immune Algorithm based Deep Networks Fusion，简称 AIA-DNF）方法。该方法包括 3 个阶段：

第一阶段，在 N 个不同的数据子集上训练 CNN 网络，生成不同的 CNN 分类器（以下简称子网络），这些分类器由于数据子集的异质性而具有不同的特征敏感性。

第二阶段，引入人工免疫原理，对在第一阶段得到的 N 个子网络在新的样本集上进行优化。首先对 N 个子网络随机分配不同的初始融合权值，然后以增加集成体中各个子网络的多样性和提高集成体的分类准确率为优化目标，对这些子网络的融合权值进行克隆变异和优化，从而充分发挥各个子网络不同的特征敏感优势，使其优势互补、误差抵消，最终形成性能理想的集成分类器。

第三阶段，利用学习得到的子网络集成体进行决策分类。

4.2 子网络融合的人工免疫优化方法

根据免疫优化思想，本方法将每个样本的真实类别标签值看作抗原，每个子网络对样本的预测结果看作一个抗体。通过子网络的克隆和变异操作，不断增加与抗原亲和度高的抗体的数量和权值，淘汰亲和度低的抗体。同时，尽可能使亲和度高的抗体保持较高的多样性。基于该思想的子网络融合过程如图 4.1 所示，其中每个矩形表示一个子网络；"O"代表子网络的输出，被视为抗体；"af"是子网络预测类别的输出概率值向量（以下简称预测值向量）与输入样本真实标签之间的亲和度；每两个子网络之间的连线上的"sm"数值表示两个预测值向量之间的相似度。下面以图 4.1 为例，首先说明如何计算亲和度与相似度，进而说明如何在此基础上进行子网络的融合。

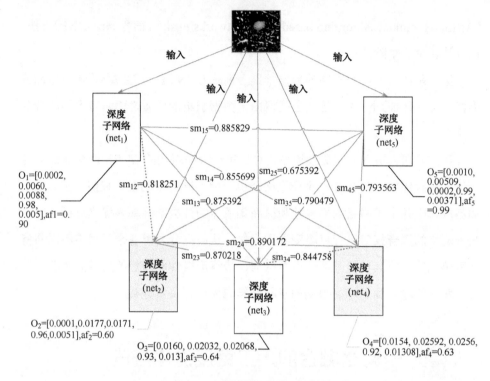

$O_1=[0.0002, 0.0060, 0.0088, 0.98, 0.005], af_1=0.90$

$sm_{15}=0.885829$

$sm_{12}=0.818251$

$sm_{14}=0.855699$

$sm_{25}=0.675392$

$sm_{13}=0.875392$

$sm_{35}=0.790479$

$sm_{45}=0.793563$

$sm_{24}=0.890172$

$sm_{23}=0.870218$

$sm_{34}=0.844758$

$O_5=[0.0010, 0.00509, 0.0002, 0.99, 0.00371], af_5=0.99$

$O_2=[0.0001, 0.0177, 0.0171, 0.96, 0.0051], af_2=0.60$

$O_3=[0.0160, 0.02032, 0.02068, 0.93, 0.013], af_3=0.64$

$O_4=[0.0154, 0.02592, 0.0256, 0.92, 0.01308], af_4=0.63$

图 4.1　分类网络融合方法示意图

注：O，子网络的输出，被视为抗体；af，子网络预测类别的输出概率值向量与

输入样本真实标签之间的亲和度；sm，两个预测值向量之间的相似度

4.2.1　预测亲和度与剩余平均相似度

假设在某一时刻，集成体中的子网络数为 N，为了学习到一个集成网络来近似分类函数 $f:R^m \to C$，这里 m 是要分类的样本数，$C=[c_1,\cdots c_j,\cdots c_L]$ 是各个类别样本对应的独热编码标签（即同类为 1、异类为 0 所构成的向量），共有 L 个类别。假设" $f_i, i=1,\cdots,N$ "代表第 i 个分类器的预测值。$f_i=[f_{i1}, f_{i2}, \cdots, f_{im}]$，其中 f_{ij} 表示第 i 分类器对第 j 示例的预测结果。

首先，本章使用余弦相似度来衡量子网络预测和样本标签之间的相似性，作为二者之间的预测亲和度度量。对于子网络 i，f_{ij} 和 c_j 之间的余弦相似度为：

$$\text{af}_{ij} = \frac{\sum_{k=1}^{L} \left(e_{ik} \times c_{jk} \right)}{\sqrt{\sum_{k=1}^{L} \left(e_{ik} \right)^2} + \sqrt{\sum_{k=1}^{L} \left(c_{jk} \right)^2}} \tag{4-1}$$

其中 e_{ik} 是 $\boldsymbol{f}_{ij}$ 预测向量中的第 k 个元素，c_{jk} 是 $\boldsymbol{c}_j$ 类别向量的第 k 个元素，L 是类别个数。

其次，考虑两个子网络（net_i，net_j）之间的相似度。在每次克隆变异之后，集成体中的子网络的数量都会发生变化。因此，使用归一化欧氏距离来测量两个子网之间的相似度：

$$\text{sm}_{ij} = 1 - \frac{\text{Euclidean}\_\text{dist}\left(\text{net}_i, \text{net}_j \right)}{\sum_{k}^{m} \sum_{t}^{m} \text{Euclidean}\_\text{dist}\left(\text{net}_k, \text{net}_t \right)} \tag{4-2}$$

其中，$i, j, k, t = 1, \dots, m$，且 $i \neq j$，$k \neq t$。

进而可计算 net_i 的剩余平均相似度为：

$$\overline{\text{sm}_l} = \frac{\sum_{g=1}^{N} \sum_{k=1}^{N} \text{sm}_{g,k}}{(N-1) * 2} \tag{4-3}$$

其中，N 为子网络的个数，且 $g \neq i$，$k \neq i$。net_i 的剩余平均相似度表明从集成体中去除该网络后剩余子网络间的平均相似度。

4.2.2 克隆与变异

在计算出亲和度值基础上，根据适者生存和资源有限的免疫算法理论，对于相同的输入，如果没有任何两个子网络能同时给出相同的正确输出，那么至少不要让它们给出相同的错误输出，因此适度排除亲和度低于阈值的子网络，而对亲和度高于阈值的子网络予以保留，并对其进行克隆和变异。这样，网络的多样性将得到增强。

子网络的克隆按照亲和度进行，每个子网络克隆若干个子网络，其数量确定为：

$$N_c = \text{INT}(N \times a \times e^{-\text{af}_i}) \tag{4-4}$$

其中，N_c 为第 i 个子网络的克隆数目，N 为集合中子网络的个数，a 为克隆率以调节克隆的规模，INT 为取整函数，af_i 为第 i 个子网络在所有样本上的平均预测亲和度：

$$\text{af}_i = \frac{\sum_{j=1}^{M} \text{af}_{ij}}{M} \tag{4-5}$$

其中，M 为待分类样本的个数。

对于集成体中的一个子网络，如果该子网络对应的剩余平均相似度 $\overline{\text{sm}}_i$ 较小，而且此网络的平均预测亲和度 af_i 也是较小的，则将这个子网络从集成体中排除出去，对提高集成体的整体分类准确度和集成体中子网络的多样性都是有利的。为此，计算子网络的剩余平均相似度与平均预测亲和度之积，称为相似亲和置信度：

$$SA = \text{af}_i \times \overline{\text{sm}}_i \tag{4-6}$$

如果一个子网络的 SA 值小于某个阈值 θ，则将该子网络排除在集成分类器之外。通过这种方式，既考虑了集成体中每个子网络的分类准确度，同时也考虑了综合子网之间的误差抵消和优势互补。

例如，图 4.1 中 net_1 的输出 "O_1" 为[0.0002,0.0060,0.0088,0.98,0.005]，则分类器 net_1 将输入预测为最大元素所对应的第 "3" 类。此例中，net_1 到 net_5 的剩余平均相似度分别是：0.810764，0.840953，0.819818，0.81926 和 0.859082，而它们的预测亲和度为：0.90，0.67，0.64，0.60 和 0.99，则它们的相似亲和度置信值 SA 分别为 0.7296876，0.5045718，0.52468352，0.5161338 和 0.85049118。显然，net_2 的相似亲和度置信值最小，此 net_2 子网络将被排除在合集之外，net_4 也是如此。

对经过克隆和去除操作后保留下来的每个子网络，根据其平均亲和度对其

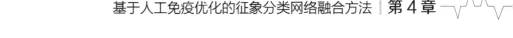

进行变异，即改变子网络的融合权重。设其融合权重为 w，对 w 变异后得到的新子网络的融合权重为 w'，则有：

$$w' = w + \beta \times N(0,1) \times e^{-\mathrm{af}_i} \tag{4-7}$$

其中，β 是用来控制变异率的参数；$N(0,1)$ 是通过高斯随机函数产生的随机数。在获得所有子网络对应的融合权重后，再对其进行归一化，使所有子网络融合权重之和为 1。在此过程中，子网络本身的边权重保持不变。

综合以上工作原理，本文融合子网络以形成集成分类器的算法具体步骤如算法 4.1 所示：

算法 4.1. AIA-DNF 分类网络融合算法

输入： 待集成的分类网络集合

输出： 优化后的分类器集成体

处理：

步骤 1： 设定相似置信度的初始阈值 θ，集成体预测亲和度 af 的最大阈值 $\mathrm{af}_{\theta-\max}$，最大迭代次数 M_{iter}，当前迭代次数 $N_{\mathrm{iter}} = 0$

步骤 2： 迭代至集成体预测亲和度 $\mathrm{af} >= \mathrm{af}_{\theta-\max}$ 或 $N_{\mathrm{iter}} = M_{\mathrm{iter}}$

  步骤 2.1： 计算每个子网络的平均预测亲和度 af_i

  步骤 2.2： 计算各子网络两两之间的相似度 sm_{ij}

  步骤 2.3： 计算各子网络的剩余平均相似度 $\overline{\mathrm{sm}_l}$

  步骤 2.4： 按公式(4-4)对每个子网络进行克隆

  步骤 2.5： 迭代至遍历集成体内所有子网络

    步骤 2.5.1： 如果：子网络 i 的相似亲合置信度 $\mathrm{SA} < \theta$，则删除此子网络

    步骤 2.5.2： 否则：按公式(4-7)对子网络进行变异

  步骤 2.6： 对于平均预测亲和度相同的子网络，仅保留其中一个而删除其余的

  步骤 2.7： 对集合体内子网络的融合权重进行归一化

  步骤 2.8： 以合适比例递增 θ，以加快优化速度

  步骤 2.9： $N_{\mathrm{iter}} \leftarrow N_{\mathrm{iter}} + 1$

4.3　征象分类方法

利用上节所述 AIA-DNF 方法对深度网络进行优化融合，获得集成分类器对肺结节进行自动分类，实现过程如图 4.2 所示。利用 Inception 模块[261]构建深度网络（以下简称 Inception 网络）。对于 Inception 网络的学习，首先在自然图像数据库 ImageNet 上预先训练该 Inception 网络，然后在多个不同的征象数据子集上对该 Inception 网络进行迁移学习训练，得到多个不同的子分类器网络。在此基础上，采用 AIA-DNF 方法对这些子网络进行优化集成，最终集成体以加权和的决策融合形式对征象进行分类。

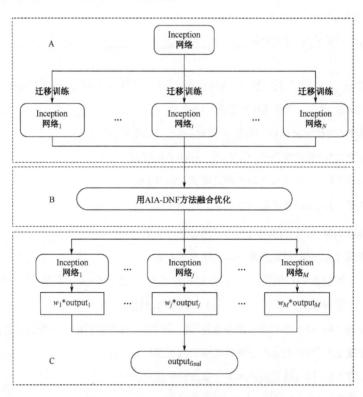

图 4.2　基于 AIA-DNF 的征象分类方法示意图

4.3.1 子网络构成

CNN 网络是目前最常采用的深度网络分类器，在图像分类中得到广泛采用，其中的 Inception-Resnet-V2 在 ImageNet 图像识别竞赛中展现出了优异的性能[261]。Inception-Resnet-V2 在网络框架设计中采用了 Inception 模块。Inception模块在一层中包含不同尺度的卷积核，提高了网络的特征提取能力，避免了由于重复卷积和下采样导致的特征信息丢失，同时加快了网络训练，提高了计算效率。而通过结合残差连接方案，则进一步提高了网络的收敛速度和精度。基于这些原因，本章在设计网络框架时使用了 3 种 Inception 模块化卷积技术，以便能够学习到各种尺度的丰富特征，其模块方案如图 4.3 所示。

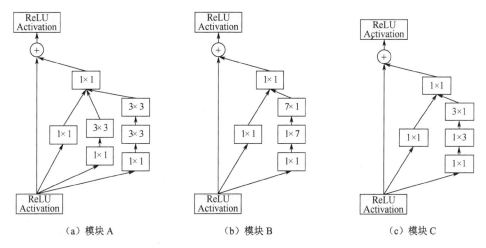

（a）模块 A   （b）模块 B   （c）模块 C

图 4.3　所构建深度网络中使用的多级 Inception 模块

注：图 4.3（a）中采用两个 3×3 卷积替代了 5×5 的大卷积以防止过拟合；图 4.3（b）和（c）

采用 $n×1$ 卷积代替了 $n×n$ 卷积，以加快运算速度

通过 Inception 模块串联，构建用于征象分类的 CNN 网络结构，其结构如图 4.4 所示。然后，以交叉熵为学习目标，以反向传播梯度下降为优化方法，对该网络在不同的样本子集上进行训练，生成对不同特征敏感的多个子网络。

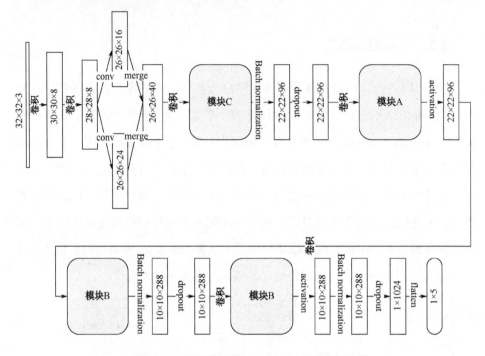

图 4.4　本章所构建的 Inception 深度网络架构

4.3.2　集成决策分类

用 AIA-DNF 方法实施以上多级 Inception 分类网络的集成，用于进行肺结节分类。在征象分类阶段，对于给定的输入图像，集成体中的每个子网络将给出一个预测向量。计算所有子网络输出预测向量的加权和，并取加权和向量中最大值的类别为分类结果。设集成体中第 i 个子网络的融合权重为 w_i，对于当前样本输出的预测向量为 $(\mathrm{vc}_{i0}, \cdots, \mathrm{vc}_{ik}, \cdots, \mathrm{vc}_{iL})$，$y$ 为最终的输出类别，则有：

$$y = \arg\max_{k} \sum_{i=1}^{M} w_i * (\mathrm{vc}_{i0}, \cdots, \mathrm{vc}_{ik}, \cdots, \mathrm{vc}_{iL}) \tag{4-8}$$

其中，M 为集成体中的子网络数量，L 为类别个数。

4.4 实验与结果分析

4.4.1 实验设置

1. 数据集

本实验从 LIDC-IDRI 数据库中选择了非中心钙化征、分叶征、毛刺征和 GGO 征 4 类征象图像及正常阴性图像,总共得到 5 类样本进行方法训练和验证。在从 CT 图像中剪取征象图块剪取时同时执行了翻转、平移和旋转等数据增强策略,总共得到 14 000 个样本。从这些样本中,随机选择 10 个非交叉子集用于子网络的迁移学习,其中为了使经过训练的子网络尽可能具有特异性,同一患者的一类 ROI 图块不会同时被包含在两个训练集中。

2. 实验参数设置

本章所提出的方法中,变异公式(4-7)中的 β 变量控制着变异的最大突变的程度,其值太小会导致迭代次数大幅增加,通过实验确定最佳的 β 值为 0.9;α 值可根据算法的运行机器的性能设置,本实验设置为 1.2。另外,为了防止子网络融合算法不收敛,通过实验来确定网络融合算法最大的迭代次数。通过计算不同迭代次数下的分类准确率,发现最佳的集成性能通常在大约 30 到 40 个迭代次数后达到,如图 4.5 所示。因此,本章将 AIA-DNF 优化的最大迭代次数设置为 50。将相似置信度 θ 以适当的速度增加可以加快优化速度,本实验设置递增速度为 0.5%。此外,适当的初始集成亲和度阈值可以提高算法的收敛速度,在本实验中将其设为 0.85。

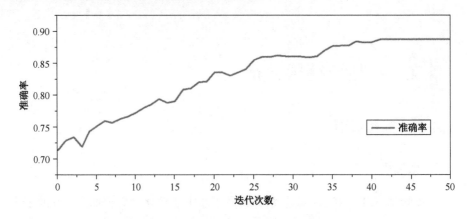

图 4.5　集成分类器准确率随 AIA-DNF 优化迭代次数的变化图

4.4.2　网络训练

下面采用迁移学习方法来训练用于集成的子网络。

首先，在 ImageNet 数据库上训练一个 Inception 网络。对于预训练网络模型，与图 4.4 所示的框架不同，将输出维度设置为 ImageNet 中高层同义词集类别的数量，并称训练得到的这个网络为 Inception-PreTraining-net。

然后，从样本集中选择 10 个非交叉子集对 Inception-PreTraining-net 进行迁移学习。在进行迁移学习时，使用如图 4.4 所示的 Inception 框架，称之为 Inception-FineTuning-net。将经预训练后 Inception-PreTraining-net 的全连接层之前的其他层预训练好的参数复制到 Inception-FineTuning-net 模型中。

之后，采用一个迭代过程来微调 Inception 网络的最后 n 层。如果经微调后，验证性能比只微调前一个 n-1 层提高，那么继续微调网络的最后 n+1 层，依此类推。最后，当对 Inception-FineTuning-net 的全连接层及其前面的 B Inception 模块单元（在图 4.4 中的最后一个 Inception 模块）进行微调后，网络达到了最佳的分类性能。通过这种方式在 10 个不同的样本集上进行微调，生成 10 个不同的子分类器。

最后，采用本章所提出的 AIA-DNF 方法将这 10 个分类器进行融合。这里，

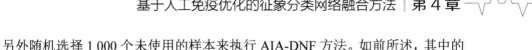

另外随机选择 1 000 个未使用的样本来执行 AIA-DNF 方法。如前所述,其中的部分子网络在优化后可能被排除。

4.4.3 集成分类器与子分类器性能比较

对方法的性能评估采用了 4 个指标:灵敏度、特异度、分类准确率和混淆矩阵。实验方案为 5 折交叉验证实验。实验中,分别进行了 AIA-DNF 集成网络与子分类器的性能对比、AIA-DNF 分类器融合算法与其他分类器融合算法的性能比较,以及 AIA-DNF 算法与其他肺结节分类方法的性能比较。其中,在 AIA-DNF 融合分类方法与其他肺结节分类方法的性能比较中,由于现有的其他肺结节分类算法主要做良性/恶性二分类,未见现有的其他肺结节分类算法进行过与本章 5 种分类任务相同的实验,因此,下面在二分类肺结节类问题上进行性能比较。

AIA-DNF 分类器融合算法在优化终止时选择了 6 个子网络构成最终的集成体。本节对集成分类器与参与融合优化的 10 个子分类器进行了总体性能比较,结果如表 4.1 所示。

如表 4.1 所示,与 10 个参与集成的子分类器相比,本章提出的集成网络在准确率、灵敏度和特异度上均获得了显著的提升,灵敏度提升率为 18.35%~23.56%,特异度提升率为 9.41%~16.9%,准确率提升率为 16.44%~23.52%。

为了更直观地表现集成分类器的融合分类决策过程,在表 4.2 中展示了 25 个测试样例,其中每类征象类别有 5 个样例。对于每一个测试样例,都记录了它的真实类别标签、各子网络的预测分类结果及用 AIA-DNF 方法计算得到的各子网络融合权值。表中每行对应一个样例,其中"类别""S_i"和"$w(S_i)$"列分别表示该样本真正的类标签、第 i 个子网络的预测输出以及括号中第 i 个子网络的融合权值。"类别"中的标签"0""1""2""3"和"4"分别代表"非中心钙化征""分叶征""毛刺征""磨玻璃影征"和"阴性样本"。此外,如果子网络出现了分类错误，表中将用粗体突出显示其错误分类的结果及其相应的子网络融合权值。

表 4.1　集成分类器与子分类器的平均分类性能对比

分类器	灵敏度	特异度	准确率
子网络 1	63.87	83.07	73.67
子网络 2	59.61	78.82	72.92
子网络 3	61.52	82.45	65.15
子网络 4	62.23	83.76	71.32
子网络 5	62.15	82.31	70.72
子网络 6	63.73	81.36	74.23
子网络 7	62.94	78.39	69.04
子网络 8	60.71	82.01	68.73
子网络 9	58.68	76.27	70.43
子网络 10	61.82	78.48	68.53
集成网络	82.22	93.17	90.67

如表 4.2 所示，做出错误分类的子网络的融合权值通常小于做出正确决策的子网络的融合权值。以样例 9 为例，它属于类 1，但子网络 S_3 将其错误分为类 4。用 AIA-DNF 法计算得到的子网络 S_3 的融合权值为 0.0392，它远小于其他分类器做出正确预测的子网络的权重之和（ 0.9608=0.0031+0.2454+0.0825+0.5249+0.1049）。因此，与 S_3 相比，其他子网络共同做出的正确预测对最终决策的影响要大得多，这样，正确分类的概率就会增加。类似地，从表中样例 7 也可以看出，尽管 S_3 和 S_5 都给出了错误的分类，但由于两者预测的错误并没有集中在同一类，而其他子网络给出的是正确的分类且它们的融合权值之和超出了这两个错误的权重，所以最终的分类仍然是正确的。尽管集成体分类结果在大多数测试数据上都是正确的，但也可观察到存在例外的情况。以表 4.2 中样例 11 为例，分类器 S_2、S_3、S_4、S_5 和 S_6 都正确地识别了它，但不幸的是，它们的融合权重之和低于 S_1 的权重，从而导致了错误的分类决策。通过分析发现，错误的主要原因可能在于这两个样本非常相似。

表 4.2　样本的真实类别、6 个子网络预测的类标签及由 AIA-DNF 方法计算的子网络权重

序号	类别	S_1	S_2	S_3	S_4	S_5	S_6	$w(S_1)$	$w(S_2)$	$w(S_3)$	$w(S_4)$	$w(S_5)$	$w(S_6)$
1	0	0	**1**	0	0	0	5	0.2444	**0.0480**	0.1115	0.1825	0.3417	**0.0719**
2	0	0	0	0	0	**4**	0	0.3504	0.0930	0.2776	0.1464	**0.0980**	0.0346
3	0	0	0	0	0	0	0	0.1196	0.0856	0.1054	0.3655	0.2258	0.0980
4	0	0	0	0	**1**	0	0	0.2634	0.5190	0.0486	**0.0358**	0.1287	0.0045
5	0	0	0	0	0	0	0	0.2304	0.1356	0.0195	0.1723	0.4410	0.0012
6	1	1	1	1	1	1	1	0.1508	0.1989	0.4097	0.1116	0.0951	0.0339
7	1	1	1	**4**	1	**2**	1	0.0358	0.0413	**0.2856**	0.1817	**0.3092**	0.1464
8	1	1	1	1	1	1	1	0.0130	0.1813	0.0830	0.0181	0.2011	0.5034
9	1	1	1	**4**	1	1	1	0.0031	0.2454	**0.0392**	0.0825	0.5249	0.1049
10	1	**2**	1	1	1	1	1	0.1466	**0.0346**	0.0780	0.1326	0.4809	0.1274
11	2	**1**	2	2	2	2	2	**0.5905**	0.1320	0.0274	0.0474	0.0150	0.1878
12	2	2	2	2	2	2	2	0.1167	0.1375	0.0428	0.1197	0.4222	0.1612
13	2	**4**	2	2	**1**	2	2	**0.3108**	0.1441	0.0598	**0.2402**	0.0297	0.2154
14	2	2	2	2	2	2	2	0.0833	0.0872	0.1448	0.1343	0.0361	0.5142
15	2	2	**1**	2	2	**3**	2	0.2602	**0.1337**	0.0463	0.3472	**0.1422**	0.0704
16	3	3	3	3	3	3	3	0.0675	0.4018	0.1518	0.2191	0.0091	0.1508
17	3	3	3	**4**	3	3	3	0.0092	0.5736	**0.2824**	0.0174	0.0257	0.0916
18	3	3	3	3	3	3	3	0.4404	0.2930	0.0307	0.0663	0.0372	0.1324
19	3	**2**	3	3	3	3	3	0.2429	**0.0674**	0.3420	0.0544	0.1494	0.1439
20	3	3	3	3	3	**2**	3	0.2612	0.1406	0.0227	0.3700	**0.1262**	0.0792
21	4	4	4	**1**	4	4	4	0.0584	0.4306	**0.1167**	0.0048	0.2257	0.1638
22	4	4	4	4	4	4	4	0.4120	0.1011	0.2423	0.1386	0.0634	0.0426
23	4	4	**1**	4	4	4	4	0.1809	**0.2290**	0.1318	0.0319	0.0613	0.3651
24	4	4	**0**	4	4	4	4	0.0524	**0.0729**	0.5093	0.0405	0.1809	0.1441
25	4	4	4	4	4	**3**	**2**	0.1620	0.1618	0.3652	0.0342	**0.1762**	**0.1005**

4.4.4　AIA-DNF 方法与其他分类器融合方法比较

　　Bagging 算法和 Boosting 算法是两种经典的分类器融合方法，目前两者均得到了广泛的关注和应用。Bagging 算法[262]从原始数据集中随机选择样本数据来构建不同的子集进行子分类器训练。子集样本使用自举（Bootstraping）方法进行采样，允许重复使用。然后利用训练后的分类器集合共同对测试样本进行

分类，采用多数投票法或平均法对所有分类器的结果进行计数，最后输出结果是得票最多的预测类。Boosting 算法[263]迭代提升集成体的分类性能，在每一轮迭代中添加一个新的弱分类器，直到集成分类器的分类错误率降低于预设值。同时，对每个训练样本分配一个权重，表示样本被下一轮选入分类器训练的概率。如果一个样本分类正确，那么在构建下一轮训练的数据集时，它被选中的概率会降低。通过这种方法，对难以正确分类的样本进行"聚焦"处理。

为了将所提出的 AIA-DNF 集成方法的性能与 Bagging 和 Boosting 集成方法进行对比。实验采用和 AIA-DNF 最后得到的集成体中数目相同的 6 个网络作为子分类器，分别用 Bagging 和 Boosting 算法进行了分类集成，并记录多次实验的平均分类结果。结果如表 4.3 所示，其中"Se""Sp"和"Acc"分别表示"灵敏度""特异度"和"准确度"这 3 种性能指标，"Non-Cal""Lob""Spic""Tex"和"Neg"分别表示"非中心钙化征""分叶征""毛刺征""磨玻璃影征"和"阴性"这 5 种样本类型，"Ave"表示在这 5 种样本上的"平均值"。该实验结果表明，本章提出的 AIA-DNF 方法明显优于 Bagging 算法：AIA-DNF 的敏感度、特异度和准确率超出 Bagging 算法 16.66%、18.00%和 15.21%；AIA-DNF 的上述指标超出 Boosting 算法 5.50%、6.23%和 16.31%。

表 4.3 AIA-DNF，Bagging 和 Boosting 分类性能比较

征象	AIA-DNF			Bagging			Boosting		
	Se(%)	Sp(%)	Acc(%)	Se(%)	Sp(%)	Acc(%)	Se(%)	Sp(%)	Acc(%)
Non-Cal	88.89	94.72	-	77.78	90.56	-	82.22	89.72	-
Lob	81.11	93.61	-	66.67	88.89	-	57.78	86.67	-
Spic	77.78	92.5	-	56.67	86.39	-	56.67	85.83	-
Goo	75.56	90.83	-	55.56	82.78	-	55.56	84.17	-
Neg	87.78	94.17	-	71.11	89.72	-	68.89	88.33	-
Ave	**82.22**	**93.17**	**90.67**	65.56	87.67	75.46	64.22	86.94	74.36

注：Se，灵敏度；Sp，特异度；Acc，准确率。Non-Cal，非中心钙化征；Lob，分叶征；Spic，毛刺征；Goo，磨玻璃影征；Neg，阴性样本；Ave，平均值

为了进行更全面的分析，进一步通过混淆矩阵对 AIA-DNF 集成体与

Bagging 和 Boosting 集成体进行了性能比较，得到 AIA-DNF 与 Bagging 集成体对应的差值混淆矩阵，以及 AIA-DNF 与 Boosting 集成体对应的两个差值混淆矩阵，分别如图 4.6（a）、（b）所示。

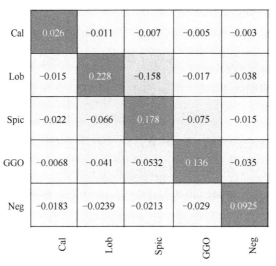

（a）AIA-DNF 与 Bagging 的差值混淆矩阵

（b）AIA-DNF 与 Boosting 的差值矩阵

图 4.6 AIA-DNF 与经典分类器融合算法性能比较

图 4.6 所示的两个混淆矩阵中，对角线元素的数值都是正值，而非对角线元素的多数值是负值。对角线元素的平均值分别为 0.1321 和 0.1431。相反，非对角线值之和为-0.1321 和-0.1431。这些结果表明，AIA-DNF 的分类准确率优于 Bagging 和 Boosting 方法。

本文还记录了 AIA-DNF 和 Bagging、Boosting 方法的训练时间和平均分类时间，结果如表 4.4 所示。①在分类时间方面，AIA-DNF 集成体和 Bagging 集成体具有更高的识别效率。其主要原因在于 AIA-DNF 和 Bagging 集成体进行分类时，子网络之间是并行处理的，而 Boosting 方法中子网络之间是串行处理的。②在训练时间方面，由于 AIA-DNF 算法中子网络的初始数目为 10，而 Bagging 和 Boosting 算法中子网络的数目为 6（其不具备选择子网络的能力，因此在 AIA-DNF 算法选好的子网络上进行实验），同时人工免疫算法需要执行大量的矩阵运算来获得每个子网络的最优融合权重，因此 AIA-DNF 需要消耗更多的时间。

表 4.4 AIA-DNF、Bagging 和 Boosting 算法的训练与分类时间对比

	AIA-DNF	Bagging	Boosting
训练时长（h）	2.27	1.32	1.65
分类时间（s）	0.00765	0.00771	0.01026

4.4.5 AIA–DNF 方法与其他二分类方法比较

为了进一步验证 AIA-DNF 方法的性能，采用相同的迁移训练流程，将 4 种征象样本统一作为阳性样本，再随机选取 2 倍数量的正常肺部图块作为阴性样本进行二分类实验，并与现有肺结节二分类的主要方法进行了对比，比较结果如表 4.5 所示。从表中可以看出，在二分类问题上，AIA-DNF 方法获得的灵敏度、特异度和准确率分别为 90.75%、94.21%和 93.78%，这一特异度和准确率上都优于现有方法，仅在灵敏度上略低于 Xie 等[259]的方法，这说明与其他肺结节二分类方法相比，AIA-DNF 方法的性能总体上是最优的。

表 4.5　AIA-DNF 与其他肺结节二分类算法性能比较

算法	灵敏度（%）	特异度（%）	准确率（%）
Zhou 等[264]	—	—	88.4
Chen 等[265]	—	—	78.7
Xie 等[259]	**91.43**	94.09	93.40
Ramaswamy 等[266]	89.6	—	—
Teramoto 等[260]	90.1	—	—
Shen 等[267]	77	93	87.14
AIA-DNF	90.75	**94.21**	**93.78**

4.4.6　多级 Inception 网络与传统 CNN 比较

为了验证多级 Inception 分类网络的性能，本章将其与传统 CNN 进行了对比，实验中所用的 CNN 网络结构如表 4.6 所示。要注意的是，这里不执行迁移学习，只是在肺结节征象数据库上进行了两个分类器的性能比较实验，结果如图 4.7 所示。从图 4.7 可以看出，虽然传统 CNN 的收敛速度比本章所述的多级 Inception 网络快，但最终的分类性能明显低于多级 Inception 网络。

表 4.6　用于比较的 CNN 网络架构

层	图像大小/像素	卷积核大小/个	步长
1	32×32	7	1
2	27×27	7	2
3	11×11	5	1
4	8×8	-	-

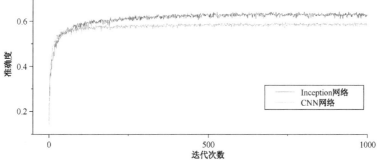

图 4.7　多级 Inception 网络与传统 CNN 性能比较

4.5 结语

本章提出了一种基于人工免疫优化的深度网络分类器融合方法，简称为 AIA-DNF，用于样本不足下的肺结节征象分类。AIA-DNF 方法先对参与集成的各个深度网络分类器赋予随机的初始融合权值，然后以能综合衡量各子网络多样性和分类准确度的相似置信度为依据，对子网络的融合权值进行克隆与变异，并排除不利于集成的子网络，从而得到最优的子网络组合。另外，本方法中还构建了基于多级 Inception 模块的 CNN 作为子分类器，相比传统 CNN，其有更好的分类性能。

通过在 LIDC-IDRI 肺结节数据库上进行 5 种样本（非中心钙化征、分叶征、毛刺征、磨玻璃影征和阴性样本）分类的 5 折交叉验证实验，评估了 AIA-DNF 集成方法的性能。AIA-DNF 方法的平均灵敏度为 82.22%，特异度为 93.17%，准确率为 90.67%，均优于集成中的任意单个子网络。通过集成，算法的灵敏度提高了 18.35%，特异性提高了 9.41%，准确率提高了 16.44%。同时，AIA-DNF 在比较实验中也优于 Bagging 和 Boosting 这两种常用的集成方法，灵敏度、特异度和准确率均更高。另外，AIA-DNF 的识别效率为 0.00765s/样例，明显优于 Boosting 集成算法的 0.01026s。应用于二分类任务时，与现有的主要肺结节分类方法相比，AIA-DNF 也展示出了更好的特异度和准确率以及不错的敏感度，总体性能最优。

本章所述的方法可能有以下贡献：①引入了人工免疫优化算法进行分类器集成，以相似置信度为依据进行子分类器的选择与进化，使最终集成体中的子网络构成更具多样性、集成体分类性能更健壮；②设计了适合肺结节分析的多级 Inception 深度网络，并利用迁移学习的方法进行训练，使子网络更具判别能力。

第 5 章

结合半监督协同学习与深度学习的征象模糊分类方法

5.1 引言

图像特征是决定图像分类算法性能的关键因素之一。传统分类方法采用人工设计的特征，易受设计者个人经验和背景知识的影响，难以保证特征的显著性。相比之下，深度学习方法能够通过训练，从大量数据中自动寻找具有显著判别力的特征，不需要人为干预。但深度网络参数多，使得网络学习更依赖于数据，需要大量的标注样本来保证学习效果[268]。这个前提在医学图像分析领域目前是较难满足的，因为有经验的医生数量少，并且能够用来做标注的精力与时间有限，进而医学图像标注代价太高，所以样本不足[6, 269]，影响深度学习在医学图像分析中的应用效果。

半监督学习可以先基于少量的标注样本学习，然后使用大量未标注的样本来提高学习效果，适用于标注样本不足，但可获得大量未标注样本的场景。半监督学习对于降低标记数据的获取成本和提高分类器性能有重要意义。常用的半监督学习方法包括：生成模型法、自训练法、多视角法、半监督支持向量机和基于图的方法[202]等。Preethi[270]等使用 SIFT（尺度不变特征变换）、LBP（局部二值模式）、HOG（方向梯度直方图）和 GLCM（灰度共生矩阵）等多种特征，结合基于图的相似度度量与基于决策树的半监督学习方法，对肺结节进行分类。在与监督学习方法的对比中，半监督学习方法表现出能显著提升分类性能的作用。Zinovev 等[271]结合形状、大小、强度和纹理四种特征，设计了基于 C4.5 决策树的半监督学习算法进行肺结节检测。实验结果显示，对比传统的监督学习算法，此算法的分类准确度平均能够超出 50%左右。Zhang 等[272]提出了一种用于在 CT 图像中识别边界清楚的、血管粘连的、胸膜牵拉和胸膜尾四种肺结节的半监督学习方法。该方法分为两个阶段：第一，构造二部图用来表示有标签图像和无标签图像之间的相似关系；第二，按上一阶段计算出的相似度对无标签图像进行排序，以确定它们分别属于四种给定类型的可能性。Deng 等[207]提出了一种带有自适应数据编辑能力的协同森林方法，简称 ADE-Co-forest（Co-forest with Adaptive Data Editing），其中通过自适应数据编辑来解决协同森林训练过程中因标注错误而造成的噪声问题：①用数据编辑技术来主动识别并移除新标记数据中可能被错误标记的样本；②制定了自适应策略用于确定应触发还是禁止数据编辑技术。作者在 UCI 数据集上进行了检测小肺结节的实验，结果表明，与 Co-forest 和 DE-Co-forest（数据编辑 Co-forest，没有自适应策略）相比，ADE-Co-forest 能够更有效地进行学习。Liu 等[273]提出的肺结节自动分类方法包括肺实质提取、ROI 感兴趣区域提取和 ROI 分类三部分。为了应对样本不足的矛盾，作者使用了基于 ADE-Co-forest 的半监督学习方法训练 ROI 分类器。以上这些现有的基于半监督学习的肺结节分类方法中，主要采用人工设计的特征。如前所述，人工设计的特征受人为经验的影响，很难充分地描述目标对象。

协同森林（Co-forest）是一种改进的半监督学习算法。标准的协同学习方法有两个很强的应用假设：①样本分布与目标函数分布一致；②从同一数据中提取的不同特征应具有条件独立性。在大多数情况下，这两个强假设较难满足。为了解决这个问题，协同森林由多个子分类器组成分类器集合，从而能够更好地学习到训练数据的分布，以摆脱标准协同学习方法运用中以上两个强假设的限制。本章将深度特征与生成对抗网络引入协同森林方法，通过深度网络自动学习得到的特征来提升协同训练的效果。同时引入模糊策略对协同森林的硬分类策略进行改进，以进一步消除由于噪声带来的影响。基于上述思想，提出了一种结合半监督协同学习与深度学习的模糊分类方法，简称 DFF-Co-forest 方法（Deep Feature Fuzzy Co-forest classifing algorithm），用于实现肺结节征象的分类。

5.2 模糊协同森林

5.2.1 特征提取

本文采用 DCGAN（Deep Convolutional Generative Adversarial Networks）深度卷积生成对抗网络获取图像特征，并用于决策树进行分类。当一个 DCGAN 网络被训练完成后，将同时产生了一个样本生成网络（G）和一个 CNN 判别网络。对征象图像分类时，我们利用 DCGAN 的判别网络获得对应的 CNN 特征。为了便于通过不同样本间的特征比较和划分来构建决策树，需要把不同的特征向量用相对距离的方法进行连续化和归一化转换，其方法如下所述。

假设有 N 个输入样本，D 网络最后一个卷积层的卷积核个数为 M，则从 D 网络最后一个卷积层抽取到的 CNN 特征向量集可以用矩阵表示为：

$$\text{Original\_F} = \begin{bmatrix} f_{1,0} \cdots & f_{1,M} \\ f_{2,0} \cdots & f_{2,M} \\ & \vdots \\ f_{N,0} \cdots & f_{N,M} \end{bmatrix} \tag{5-1}$$

其中每一行代表一个输入样本，每个元素 $f_{n,m} = [e_0 \cdots e_K]$ 表示由第 m 个卷积核从第 n 个征象样本上取得的深度特征，特征维数为 $K+1$。

为了便于特征之间的对比，本文建立了一个全 1 的参考向量 $r=[1,1,\cdots,1]$，以计算各特征之间的相对相似度，此处 $|r|=K+1$。特征 $f_{n,m}$ 与 r 的余弦相似性可计算为：

$$a_{n,m} = \frac{e_0*1+e_1*1+\cdots+e_K*1}{\sqrt{e_0{}^2+e_1{}^2+\cdots+e_K{}^2}\times\sqrt{1^2+1^2+\cdots+1^2}} \tag{5-2}$$

所有 $a_{n,m}$ 构成全部样本特征相对于 r 的余弦相似性矩阵 A：

$$A = \begin{bmatrix} a_{1,0}\cdots & a_{1,M} \\ a_{2,0}\cdots & a_{2,M} \\ & \vdots \\ a_{N,0}\cdots & a_{N,M} \end{bmatrix} \tag{5-3}$$

以 A 替换原始特征矩阵 Original_F，作为用于构建决策树的样本特征表达。从式(5-1)和(5-3)可以看出，对于任意两个列元素 $a_{i,x}$ 和 $a_{j,x}$，$a_{i,x}$ 和 $a_{j,x}$ 值之间的差异越小表明它们对应的特征 $f_{i,x}$ 和 $f_{j,x}$ 的相似度越高。

5.2.2 构建协同森林

为了构建协同森林分类器，第一步是利用标注的样本[274]构建决策树。假设样本总数为 N_L，待分类样本共有 k 类，每个样本的特征个数为 J。为了构建决策树，假设随机选择 S 个样本。这 S 个样本的所有特征值组成一个集合 $A=\left[\left\{a_{i,j}\right\}\right]$，其中，$i\in[1,S]$，$j\in[1,T]$。在此基础上，本文针对每列特征构建一棵决策树，其构建方法如下：设 x 代表 A 的第 x 列，对于该列上的特征值 $A(:,x)$ 上排序，计算排序后每两个 $a_{i,x}$ 和 $a_{i+1,x}$ 之间的中间值 $t_{i,x}$，$t_{i,x}$ 能将 $A(:,x)$ 划分为两个区间 $A\left(:,\left[0,t_{i,x}\right)\right)$（ $a_{i,x}<t_{i,x}$，$a_{i,x}\in A(:,x)$ ）和 $A\left(:,\left(t_{i,x},\max\left(A(:,x)\right)\right]\right)$（ $a_{i,x}>t_{i,x}$，$a_{i,x}\in A(:,x)$），相应可计算其信息增益。在所有 $t_{i,x}$ 中，选择能产生最大信息增益的值，设其为 t_{max}，以 t_{max} 作为决策树的父节点，并按这个原则在下一级再生成两个新子节点，如果所分的子集内样本类别超过两类，则按两类分组。这个过程递归地进行，以建立不同的决策树，直到所有数据用完为止。

5.2.3 模糊分类

在分类过程中，采用上述方法获取特征后，如果一个样本 s 的特征值落在 $t_{i,x}$ 附近的一个小区域内，在受到噪声干扰后，很容易被误分类。如图 5.1 所示，假设有一批样本可能属于三个类别：c_1, c_2 和 c_3。输入一个样本，首先根据其特征 $a_{j,x}$ 的取值将其分为 c_3 类或非 c_3 类（即子节点 $t_{i+1,x}$）；如果是非 c_3 类，则继续根据其特征 $a_{j+1,x}$ 的取值将其分为 c_1 类或 c_2 类。假设某一输入样本 s 的真实类别为 c_3，其两特征的真实值分别是 $a_{j,x}$=0.977 和 $a_{j+1,x}$=0.827。但由于数据采集过程中的噪声，实际得到的 $a_{j,x}$ 为 0.973。于是在传统基于硬分类的决策树中，这个样本将被错误地分到类别 C_2。

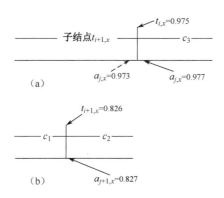

图 5.1 决策树传统分类过程

注：（a）父结点分类过程；（b）子结点分类过程

为了弥补这种脆弱性，引入模糊策略来优化决策树的分类。在传统决策树中，假设 c_g 和 c_h 分别代表两个类别。当一个样本的特征值 $a_{n,m}$ 大于 $t_{i,x}$ 时，该样本要么属于 c_g 类且不属于 c_h 类，要么属于 c_h 类且不属于 c_g 类，是一个二选一的硬分类过程。本文通过在分割点 $t_{i,x}$ 的周围选择邻域 ε，利用模糊的分类函数来改变这种脆弱的硬分类方法，获得将样本 s 分类为两个类别的隶属度，对应的分类函数为：

$$C(s) = \left\{ \frac{t_{i,x} + \varepsilon - a_{n,m}}{2\varepsilon} \middle| c_g, \frac{a_{n,m} - t_{i,x} + \varepsilon}{2\varepsilon} \middle| c_h \right\} \tag{5-4}$$

其中 $C(s)$ 是模糊计算结果。

公式(5-4)为一个决策节点处的模糊分类过程。对于一个样本的完整分类过程，则是从根结点开始，按公式(5-4)不断计算对应节点下面两个分支的隶属度，直到各个类别所在的叶节点为止。将此过程中所获得的对应于一个类别的所有隶属度连乘，作为其分类隶属度的度量。设 c_i 表示某一类别，当前样本为 s，则 s 属于 c_i 的分类隶属度的计算公式为：

$$\{C(s)|c_i\} = \prod_{j=1}^{m} \begin{cases} \dfrac{t_j + \varepsilon - a_j}{2\varepsilon}; left\ branch\ of\ t_{j.} \\ \dfrac{a_j - t_j + \varepsilon}{2\varepsilon}; right\ branch\ of\ t_{j.} \end{cases} \tag{5-5}$$

其中，m 表示从根节点到 c_i 所在叶节点的路径上所有节点的个数，$t_{j.}$ 表示所经过的第 j 个决策节点。

图 5.2 显示了上述模糊分类策略的一个例子，其例与图 5.1 相同，但改用了模糊分类策略。当 $\varepsilon = 0.1$ 时，利用公式(5-5)计算得到的各个类别上的分类隶属度分别为：$C(s) = \{0.253|c_1, 0.258|c_2, 0.49|c_3\}$。显然，最终决策结果将输出 $C(s)$ 中隶属度最大的类别：$\max(C(s)) = c_3$。从该样本的分类过程可以看出模糊决策方案对噪声有更强的健壮性。模糊的分类策略如图 5.2（a）、（b）所示。

在按以上方法获得协同森林中的所有模糊决策树后，模糊协同森林的分类方法是：由每个模糊决策树获得各个类别对应的隶属度，然后计算每个类别下所有模糊决策树对应的隶属度之和，最后输出隶属度之和最大值对应的类别为分类结果。

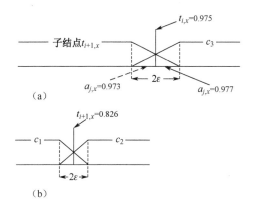

图 5.2　模糊决策过程

注：（a）父结点模糊分类过程；（b）子结点模糊分类过程

5.3　融合生成对抗的半监督协同学习

为了进行半监督学习，需要引入大量的未标注数据，目前在医学图像研究领域，这通常也较难得到。生成对抗网络（GAN）[275]是一种有效的数据生成手段。DCGAN 是 GAN 的改进版之一，其判别器和生成器都使用了 CNN 来替代 GAN 中的多层感知机。相对于传统的 GAN，DCGAN 更稳定，最后的生成表达也更细腻。Chuquicusma 等[276]对生成对抗网络 DCGAN[277]进行了视觉图灵测试，以评估由 DCGAN 生成的肺结节图像的逼真程度。实验表明，使用由 DCGAN 生成样本的高层判别特征能够改善诊断决策，由 DCGAN 生成的图像可用于培训放射科医生和训练深度网络。为了解决不能够获得足够未标注样本的问题，本节使用 DCGAN 网络产生大量的未标注样本，并结合已有标注样本来训练模糊协同森林。由此获得的 DFF-Co-forest 算法的工作流程如图 5.3 所示，其基本学习过程如下。

（1）在带有标注的小样本集上训练一个 DCGAN，并用 DCGAN 的判别网络提取标注样本的 CNN 特征，训练一个初步的模糊协同森林。

（2）用训练好的 DCGAN 生成肺结节征象图像，并将其送入训练好的判别网络。从判别网络的最后一个卷积层提取所生成的肺结节图块的 CNN 特征。

（3）利用当前模糊协同森林对新样本进行分类，形成新的标注样本集，结合到已有标注样本集里，在此基础上重新训练模糊协同森林。

（4）在以上第二和第三阶段之间迭代，直到协同森林达到最佳分类性能。

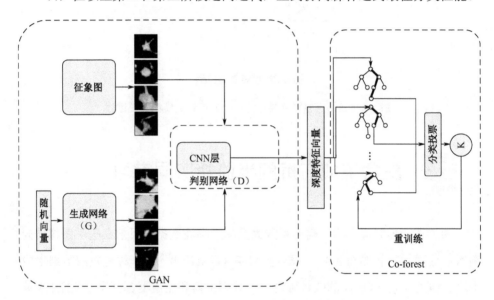

图 5.3　DFF-Co-forest 深度协同学习算法流程图

5.3.1　DCGAN

DCGAN 网络由两个主要部分组成：生成器 G 和鉴别器 D。G 用来学习真实图像的分布，然后生成逼真的图像试图欺骗 D。D 试图对接收到的图像进行真假鉴别。在整个过程中，G 力求使生成的图像更真实，而 D 则试图使自己识别真假图像的结果更准确。这个过程相当于一场有两个对手的比赛。随着时间的推移，G 和 D 最终达到了一个平衡，在这个平衡中，由生成器 G 生成的图像与真实图像分布非常相似，鉴别器 D 无法确定样本是从真实数据中提取的还是由生成器生成的。

本节构造了一个生成器和鉴别器都为 5 层的 DCGAN，实现样深度特征的提取和未标注仿真样本的生成。DCGAN 架构如图 5.4 所示。图中的生成网络（Generator，G）能够通过输入的随机向量生成不同的仿真样本，判别网络（Discriminator，D）在训练时作为鉴别器识别生成图像的真假。在与协同森林结合时，从 D 网络的第 4 层抽取输入图像的深度特征，经变换后传给协同森林。

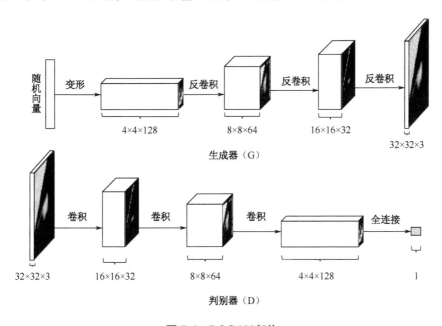

图 5.4　DCGAN 架构

训练上述 DCGAN 所用的损失函数为：

$$L(D,G) = -\frac{1}{m}\sum_{i=1}^{m}\left(\log D\left(x^{(i)}\right) - \log\left(1 - D\left(G\left(z^{(i)}\right)\right)\right)\right) \tag{5-6}$$

式中 $x^{(i)}$ 是小批次中第 i 个真实的征象样本，$z^{(i)}$ 是输入的第 i 随机向量。训练时采用类期望最大化（Expectation-Maximization, EM）方法，先固定 G 网络，训练 D 网络，令 $L(D,G)$ 最小化；然后再固定 D 网络，训练 G 网络，令 $L(D,G)$ 最小化。

为了测试生成样本的真实度，在本节首先使用 9 个原始肺结节样本训练上面的 DCGAN。训练完成后用此 DCGAN 生成仿真的结节征象图，得到了较为满意的效果。图 5.5 显示了 DCGAN 在 9 个样本上训练所生成的征象图的样例，图 5.5（a）的图片是用于训练的原始样本，图 5.5（b）是由训练后的 GAN 网络生成的样本。从图 5.5（b）可以看出生成的征象图都很真实，用肉眼已经分辨不出一个图块是否由网络生成的。

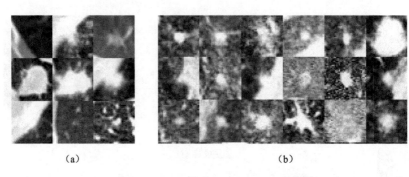

（a）　　　　　　　　　　　　　　（b）

图 5.5 用 DCGAN 生成征象样本示例

注：（a）原始征象样本图块；（b）由 DCGAN 生成的征象图块

5.3.2　半监督协同学习

令 LB 表示原有标注样本集，G 表示经过训练后的 DCGAN 中的生成器；E* 表示模糊协同森林，其中有 N 个决策树 e_i（$i=1,\cdots,N$）；E_i 表示为决策树 e_i 的伴随森林，即除 e_i 以外的所有决策树所构成的集成体。对于 G 中新生成的样本，如果在第 t 次迭代时，伴随森林 E_i 中各个决策树的最大模糊分类决策值之和（称之为预测置信度）超过预设阈值 θ，则将该样本复制到新标注的样本集 $LB'_{i,t}$ 中去。根据 Settoutir 等发表的文献[278]，上述过程迭代直到 $\hat{e}_{i,t-1}W_{i,t-1}/\hat{e}_{i,t}$ 大于 $W_{i,t}$。然后，使用集合的 $LB \cup LB'_{i,t}$ 优化 e_i。这里，$\hat{e}_{i,t}$ 表示伴随集成 E_i 在第 t 次迭代时的分类错误率，$W_{i,t}=\sum_{j=0}^{m_{i,t}} w_{i,t,j}$，其中 $w_{i,t,j}$ 是 E_i 对 $LB'_{i,t}$ 中第 j 个样本的预测置信度，$m_{i,t}$ 是集合 $LB'_{i,t}$ 的大小。

上述半监督学习过程总结为算法 5.1：

算法 5.1：DFF-Co-forest

输入： 已有标注样本集 LB

输出： 最终的模糊协同森林 E*

处理：

步骤 1： 初始化置信阈值 θ，模糊决策树的数量 t

步骤 2： 在 LB 上训练生成对抗网络 G

步骤 3： 初始化模糊协同森林中的各个决策树

步骤 4： 初始化 $\hat{e}_{i,0} \leftarrow 0.5$

步骤 5： 初始化 $w_{i,0} \leftarrow 0$

步骤 6： 迭代至协同森林中的决策树不再发生变化

　步骤 6.1： 对迭代次数 t 赋初值 $t \leftarrow 0$

　步骤 6.2： 迭代至遍历所有决策树

　　步骤 6.2.1： $t \leftarrow t+1$

　　步骤 6.2.2： 产生新随机数 z

　　步骤 6.2.3： 用 LB 计算新分类错误率 $\hat{e}_{i,t}$

　　步骤 6.2.4： 初始化 $LB'_{i,t}$ 为空

　　步骤 6.2.5： 如果 $\hat{e}_{i,t} < \hat{e}_{i,t-1}$，则生成一批满足 $\dfrac{\hat{e}_{i,t-1}W_{i,t-1}}{\hat{e}_{i,t}} > W_{i,t}$ 的新样本 $U_{i,t}$

　　步骤 6.2.6： 迭代至遍历 $U_{i,t}$ 中的所有样本

　　　步骤 6.2.6.1： 如果伴随森林分类投票预测置信度大于 θ，则把此样本加入至 $LB'_{i,t}$，相应更新新样本集的置信度和 $W_{i,t}$

　步骤 6.3： 迭代至遍历所有的决策树

　　步骤 6.3.1： 如果 $\hat{e}_{i,t}W_{i,t} < \hat{e}_{i,t-1}W_{i,t-1}$，则在 $LB \cup LB'_{i,t}$ 上重学习决策树

5.4 实验与结果分析

5.4.1 实验设置

1. 数据集

分别在 LIDC-IDRI 和 LISS 数据集上对本章所提出的 DFF-Co-forest 方法进行了验证实验。在 LIDC-IDRI 的 CT 图像集中，本章从 LIDC-IDRI 中选择了分叶征、毛刺征、非中心钙化征、磨玻璃影征和阴性样本共 5 种类型的图块作为实验样本。同时在 LISS 样本集上选择了与恶性肺癌[245, 279]密切相关的分叶征、毛刺征、胸膜凹陷征、磨玻璃影征和阴性样本作为实验对象。

2. 参数设置

根据 Zhou 等发表的文献[280]：协同森林中的子分类器多不一定能使一个集成体表现得更好，也就是说协同森林中的子分类器个数 T 不应该太大。通过实验验证，选择 T=6 时方法能达到最优性能。参照 Settouti 等发表的文献[278]，设置伴随森林在新增样本集上的分类错误率 $\hat{e}$ 的阈值设为 0.5；设置置信度 θ 的初始值为 0.6。

5.4.2 DFF-Co-forest 的分类效果

本章采用 ROC 曲线和混淆矩阵对所提出算法的性能进行评估。实验采用了 5 折交叉验证实验。

1. ROC 曲线

图 5.6 显示了 DFF-Co-forest 方法在 LIDC-IDRI 数据集的 5 类样本上分类的 ROC 曲线。在图中，非中心钙化、阴性、分叶征、毛刺征和磨玻璃影征的 AUC

值分别为 0.946、0.939、0.912、0.908 和 0.887。从图 5.6 的曲线可以看出，DFF-Co-forest 方法在非中心钙化征象上得到的分类准确率最高。与非中心钙化和阴性相比，分叶征、毛刺征和 GGO 征的 AUC 相对较小。

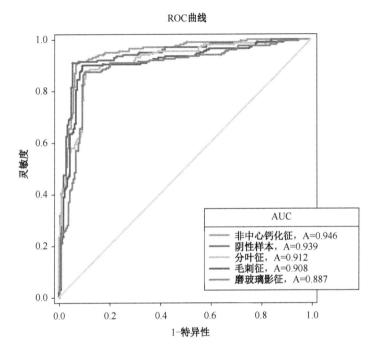

图 5.6　在 LIDC-IDRI 数据集上的 ROC 曲线图

图 5.7 显示了 DFF-Co-forest 方法在 LISS 上的实验结果，ROC 曲线下的分叶征、胸膜凹陷征、阴性样本、毛刺征和磨玻璃影征的 ROC 曲线下 AUC 分别为 0.972、0.967、0.964、0.953 和 0.941。这一方法在 LISS 集上的分类结果明显好于 LIDC-IDRI 上的实验结果。通过对比两个数据集中的测试样本，发现相对于 LIDC-IDRI，LISS 数据库中不同类别的样本在视觉上更容易区分。这可能与两个数据集在样本选择上的规则不同有关，LIDC-IDRI 在样本选择时没有明确区分良恶性结节，只在标注时给予恶性程度的等级，而 LISS 在样本集建立时选择的是经过病理验证的阳性样本。

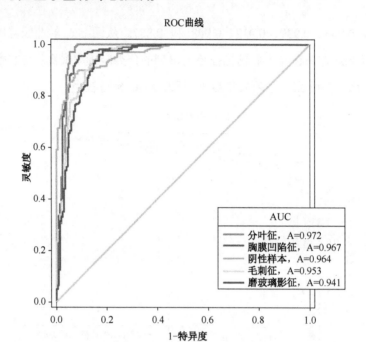

图 5.7　在 LISS 数据集上的 ROC 曲线图

2. 混淆矩阵

　　为了分析潜在的分类误差分布，在图 5.8 中展示出了 5 种分类结果的混淆矩阵。如前所述，混淆矩阵中对角线上的数值表示相应类别的识别准确率，非对角线上的元素是误分类率，即误分类到其他类别的测试样本与样本真实类别总数的比率。从图 5.8（a）可以看出，在 LIDC-IDRI 数据集上，非中心钙化征象具有最高的分类准确度，而磨玻璃影征象具有最高的误分类率。误诊的毛刺征象大多被认为是分叶征。通过对测试样本的比较发现，这两种类型的样本中有许多具有非常相似的纹理。从混淆矩阵中也可以看出，大多数错误分类发生在分叶征、毛刺征和磨玻璃影征之间。图 5.8（b）图显示，在 LISS 数据集上，算法同样容易在分叶征和毛刺征之间误分类，同时磨玻璃影征象容易被错分为阴性样本。这些被相互误分类的样本在视觉上也容易混淆。

	non-Cal	Lob	Spic	GGO	Neg
non-Cal	0.933	0.05	0.011	0.002	0.004
Lob	0.001	0.907	0.06	0.026	0.006
Spic	0.002	0.075	0.891	0.031	0.001
GGO	0.01	0.064	0.046	0.878	0.002
Neg	0.003	0.032	0.027	0.012	0.926

（a）

	Lob	PI	Neg	Spic	GGO
Lob	0.969	0.007	0.009	0.011	0.004
PI	0.005	0.952	0.038	0.002	0.003
Neg	0.052	0.012	0.898	0.032	0.006
Spic	0.035	0.004	0.023	0.936	0.002
GGO	0.007	0.001	0.058	0.003	0.931

（b）

图 5.8　DFF-Co-forest 方法的不同类别识别性能混淆矩阵

注：（a）在 LIDC-IDRI 数据集上的分类性能；（b）在 LISS 数据集上的分类性能；non-Cal，非中心钙化征；Lob，分叶征；Spic，毛刺征；GGO，磨玻璃影征；Neg，阴性样本；PI 是 Pleural Indentation 的缩写，中文意思是胸膜凹陷征。

5.4.3 模糊分类策略的效果

为了验证本文所提出的 DFF-Co-forest 中模糊策略的有效性,将其与不使用模糊策略的 DFF-Co-forest 进行了多分类实验,分别计算模糊方法与非模糊方法各自所获得的混淆矩阵,进而计算两者的差值混淆矩阵,结果如图 5.9 所示。

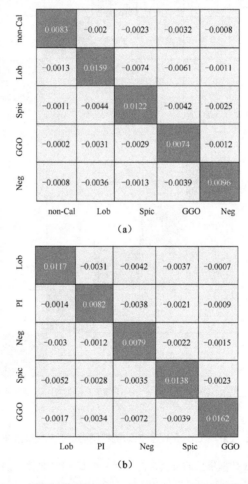

图 5.9　模糊与非模糊 DFF-Co-forest 方法的差值混淆矩阵

注：（a）在 LIDC-IDRI 数据集上的分类性能；（b）在 LISS 数据集上的分类性能；non-Cal,
非中心钙化征；Lob, 分叶征；Spic, 毛刺征；GGO, 磨玻璃影征；Neg, 阴性样本；PI 是
Pleural Indentation 的缩写,中文意思是胸膜凹陷征。

从图 5.9 中可以看出，模糊策分类方法的性能在 LIDC-IDRI 和 LISS 两数据集上皆明显优于非模糊方法。此外，从图中还可以看出，模糊分类方法能更好地区分容易混淆的分叶征和毛刺征征象，表明模糊分类策略有更强的健壮性。

5.4.4 算法性能比较

1. 与经典随机森林方法的比较

本章按照与 DFF-Co-forest 算法相同的训练方案训练了一个经典的"C4.5 随机森林"作为对比算法。利用混淆矩阵对 DFF-Co-forest 方法和基于 C4.5 决策树的随机森林算法（以下简称 C4.5-Random-forest）的分类性能进行比较。首先，分别构建 DFF-Co-forest 和 C4.5-Random-forest 分类准确度的混淆矩阵。然后，计算这两个混淆矩阵之差，结果如图 5.10（a）、（b）所示。

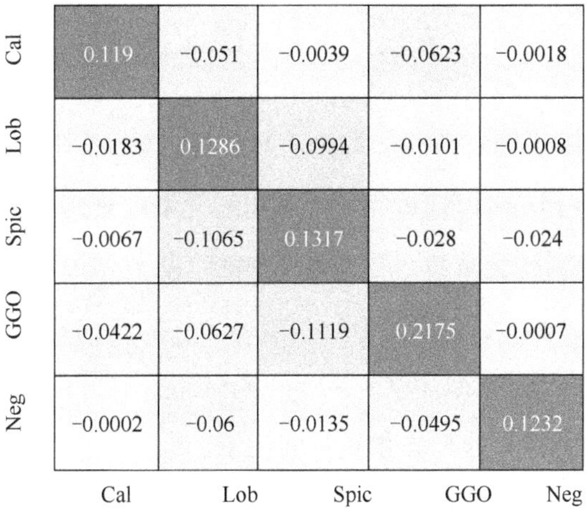

	Cal	Lob	Spic	GGO	Neg
Cal	0.119	−0.051	−0.0039	−0.0623	−0.0018
Lob	−0.0183	0.1286	−0.0994	−0.0101	−0.0008
Spic	−0.0067	−0.1065	0.1317	−0.028	−0.024
GGO	−0.0422	−0.0627	−0.1119	0.2175	−0.0007
Neg	−0.0002	−0.06	−0.0135	−0.0495	0.1232

（a）

图 5.10　DFF-Co-forest 和 C4.5-Random-forest 算法的性能比较

注：（a）在 LIDC-IDRI 数据集上的分类性能；（b）在 LISS 数据集上的分类性能；non-Cal，非中心钙化征；Lob，分叶征；Spic，毛刺征；GGO，磨玻璃影征；Neg，阴性样本；PI 是 Pleural Indentation 的缩写，中文意思是胸膜凹陷征。

	Lob	PI	Neg	Spic	GGO
Lob	0.1641	−0.0161	−0.0339	−0.0623	−0.0518
PI	−0.0375	0.1577	−0.0485	−0.0279	−0.0438
Neg	−0.0292	−0.0237	0.1263	−0.0473	−0.0261
Spic	−0.0636	−0.0269	−0.0519	0.1687	−0.0263
GGO	−0.0146	−0.039	−0.0737	−0.0453	0.1726

（b）

图 5.10　DFF-Co-forest 和 C4.5-Random-forest 算法的性能比较（续）

注：（a）在 LIDC-IDRI 数据集上的分类性能；（b）在 LISS 数据集上的分类性能；non-Cal，非中心钙化征；Lob，分叶征；Spic，毛刺征；GGO，磨玻璃影征；Neg，阴性样本；PI 是 Pleural Indentation 的缩写，中文意思是胸膜凹陷征。

图 5.10 中，两子图对角线上均为正数且数值较大。图 5.10（a）中对角线元素的平均值为 0.144，图 5.10（b）中对角线元素的平均值为 0.158，同时不在对角线上的元素，则均为负数。混淆矩阵中的这些数据说明 DFF-Co-forest 算法比 C5.5-Random-forest 具有更好的区分性能。

表 5.1 是 DFF-Co-forest 和 C4.5-Random-forest 在 LIDC-IDRI 上 10 次训练的平均时间和 20 个样本的平均预测时间记录。

表 5.1　DFF-Co-forest 和 C4.5-Random-forest 方法训练时间和分类时间对比

	DFF-Co-forest	C4.5-Random-forest
训练时间（h）	1.83	1.72
分类时间（s）	0.00497	0.00481

从表 5.1 中可以看出 DFF-Co-forest 方法的训练时间比 C4.5-Random-forest 方法略长，这主要是因为 DFF-Co-forest 方法在训练时用的是所有的特征，而

C4.5-Random-forest 在训练时采用的是随机选择的部分特征。在样本分类时，两者所用的时间差别不是很明显，如果应用于辅助诊断，都能达到实时响应的速度。

2. 与其他半监督学习方法比较

现有的基于半监督学习的肺结节分类方法，主要针对良性/恶性二分类问题。为了与这些已有方法进行对比，本节将 4 种征象样本划分为恶性类别，并随机选取 2 倍的正常肺部图块作为阴性样本进行了二分类肺结节识别实验，与现有的主要二分类算法进行了对比，结果列于表 5.2 中。

表 5.2　DFF-Co-forest 与其他基于半监督学习的肺结节分类算法性能比较

算法	灵敏度（%）	特异度（%）	准确率（%）
Zinovev 等[271]	—	—	88.62
Liu 等[273]	—	—	85.6
Deng 等[207]	—	—	92.5
Wei 等[281]	—	—	94.1
DFF-Co-forest	**95.79**	**96.83**	**96.21**

从表 5.2 中的对比能够发现，在肺结节二分类问题上，与近年来现有的半监督学习分类方法相比，DFF-Co-forest 方法具有较明显的优势。分类准确率超出其他二分类算法最小为 2.2%，最大为 12.4%。

3. 与 AIA-DNF 方法性能比较

将本章所提出的 DFF-Co-forest 方法与前面所提出的 AIA-DNF 方法进行了分类性能对比，并计算出 DFF-Co-forest 方法相对 AIA-DNF 方法在分类性能上提升的百分比，结果如图 5.11 所示。根据该图可知，DF-Co-forest 方法的分类性能在非中心钙化征、分叶征、毛刺征和阴性样本上全面超过了 AIA-DNF。尤其在非实性纹理/磨玻璃影征类别的识别准确率上 DF-Co-forest 方法的表现更为突出，提升率超出了 5.3%，这也体现出 DF-Co-forest 方法有更强的细节辨析能力。

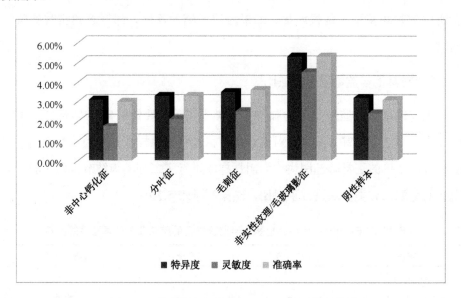

图 5.11　本章分类方法与 AIA-DNF 方法的性能比较

5.5　结语

协同森林作为半监督协同学习算法的扩展，松弛了协同训练的前提约束条件，使半监督学习算法能够更容易地应用于有少量标注样本和大量未标注样本的情形。目前，协同森林的应用都是基于传统的人工设计的特征，与深度网络特征相结合的研究还较少见。本章将深度特征与生成对抗网络以及模糊分类策略引入协同森林，提出了结合半监督协同森林与深度学习的征象模糊分类方法，简称 DFF-Co-forest 方法，对肺结节 CT 征象进行识别。DFF-Co-forest 方法先基于少量标注样本的基础训练一个初步的模糊协同森林；然后用对抗生成技术不断生成未标注仿真样本，并利用模糊协同森林中的每个决策树的伴随森林对未标注样本进行投票分类，得到新的标注样本集。在此基础上合并新老样本集重新训练优化相应的决策树，得到性能优良的基于深度特征的模糊协同森林。

　　本章方法的贡献在于：①将深度特征与生成对抗技术引入了协同森林半监督学习方法；②在协同森林分类环节还引入模糊分类策略，以增强分类方法的健壮性。在 LIDC-IDRI 与 LISS 数据库上的实验结果表明，所提出的 DFF-Co-forest 方法取得了较好的肺结节征象分类效果。这也说明本方法能够在一定程度上有效解决肺结节分类标注样本不足的问题。

第 **6** 章

胶囊网络的三元组强化学习及其
征象分类方法

6.1 引言

在医学图像分析领域，目前主要的困难是样本标注复杂，医学图像中病灶的征象表现复杂多样，不同类别结节区分难度大，鉴别和标注需要专业的知识和丰富的经验。这种复杂的标注过程使阅片者容易疲劳，导致诊断结果不稳定，因此每个病灶都需要多个专家用不同的时段进行校验，致使代价高昂；另一方面医院放射科医生不足，他们每天阅片任务繁重，无法抽出专门时间做样本标注，导致医学图像分析研究领域样本不足。

强化学习是一种基于奖励和惩罚来实现自我学习的机器学习方法。它能够使得智能体在与环境的交互过程中通过奖惩反馈不断修正自身的参数，实现性能的逐步提高。强化学习方法近年来越来越受到人们的重视，尤其在游戏和机器人控制领域中，取得了很多成功。如果能将强化学习应用于肺结节分类，将分类器视为智能体，基于其在辅助医生进行日常诊断过程中医生对分类结果的反馈来进行分类方法的优化，则有助于解决医生没有专门时间和精力做样本标注的问题。

本章考虑采用胶囊网络实现分类器，并通过强化学习方式实现性能提升。胶囊网络（CapsNet）是由 Sabour 等于 2017 年提出的[282]，它使用胶囊存储图像局部特征及其位置、姿态等信息，并通过协议路由进行信息的传递和压缩，从而能保存高层特征各组成部分之间的结构信息[283]，实现跨空间的知识复制。胶囊网络学习到的特征具有转换同变性，对仿射变换具有健壮性。同时，其考虑了图像中对象的相对空间关系，能够更好地概括所感知到的内容，对于记忆位置、尺寸、方向、形变和纹理等信息尤其有效。因此，胶囊网络能够在使用较少标注数据的情况下更好地完成网络训练，得到更高的识别准确率和更强的泛化能力。

本章进一步将三元损失函数引入胶囊网络的强化学习中。三元损失函数[284]是度量学习手段的一种，其学习对象是样本特征向量之间的距离，学习目标是减小同类样本之间的距离，同时增大异类样本之间的距离。其中包含一个查询图像（称为锚点图像）、一个正样例图像和一个负样例图像。在训练时，要求其中的正样例图像的特征表示比负样例图像的特征表示更接近查询图像。这一损失函数形式是解决样本标注不足的有效方式。

综合以上思想，本章提出一种针对胶囊网络的三元组强化学习方法，用于肺结节征象分类，简称该方法为 TriCaps-RL（TriCapsNets Reinforcement Learning）。

6.2　相关工作

在肺结节分类及其相关医学图像分类领域，胶囊网络与强化学习已经开始引起人们的兴趣。

在胶囊网络方面，Mobiny 等[285]尝试了用胶囊网络替代卷积神经网络对肺结节进行诊断。实验结果表明，在样本量非常大时，胶囊网络的性能优于卷积神经网络。而在训练样本数较少的情况下，这种优势更加明显。为了提高计算效率，作者还对原胶囊网络中的图像重建方法做了改动以降低网络的重建误差并提高分类的准确度。Jiménez-Sánchez 等[286]在医学图像数据集上做了胶囊网络与卷积神经网络的性能评估实验。结果表明，即便是用较少的数据量进行训练，相对于卷积神经网络，胶囊网络也能获得相同或更好的性能，并且对于类别分布不平衡的情况，胶囊网络更加鲁棒。Iesmantas 等[287]提出了结合卷积神经网络与胶囊网络的方法，对使用苏木精-伊红染色的 4 种乳腺组织活检的图像进行分类，此方法先用一个 5 层的卷积神经网络对图像作信息抽取之后，再用胶囊网络做最终分类，得到了良好的效果。

在强化学习方面，Silva 等[288]使用一组 3D 几何特征结合强化学习方法，对肺结节进行良/恶性分类。作者使用候选区域的球度指数、凸性指数、曲率指数、表面类型特征进行分类实验，得到了 81%的准确度。Ali 等[289]在 AlphaGo 系统的启发下提出了一个基于深度强化学习的肺结节检测算法，其中智能体采用卷积神经网络。算法将多个连续的原始 CT 图像作为输入，并将其视为强化学习的状态集合，输出结果为是否存在肺结节的判断。该方法在 LIDC-IDRI 数据库上训练并做测试，结果得到了 64.4%的总体准确率（敏感性 58.9%，特异性 55.3%，PPV 54.2%，和 NPV 60%）。

至于三元损失函数，目前尚未在肺结节分类领域发现相关的应用。在医学图像领域，Puch 等[290]提出了一种基于深度三元网络的小样本学习模型对脑 MRI 图像进行分类。结果表明，在样本有限的情况下，该模型比传统的卷积神经网络分类器更能准确地识别不同模式的图像。Medela 等[291]在一项研究工作中验证了使用三元组网络技术可以通过使用很少的训练图像就能够将知识从定义良好的源数据（结肠组织图像）迁移到由结肠、肺和乳腺组织图像构成的更通用领域。作者的实验结果表明，仅用几十张图像训练，这种方法就能够获得较好的准确率。对肺和乳腺组织图像，即使不做领域重训练，这种三元网络方法的分类结果也优于传统的精调迁移学习方法。

6.3　TriCaps-RL 方法

本文 TriCaps-RL 方法基于胶囊网络进行肺结节征象分类,通过强化学习方法对该胶囊网络进行学习。在强化学习情境下,我们以胶囊网络肺结节分类器为智能体,以辅助医生进行 CT 图像上的肺结节诊断为智能体工作环境,以 CT 图像上通过滑窗方式获取的图块为状态,以胶囊网络肺结节分类器的分类结果为动作,以胶囊网络肺结节分类器为其行动策略,以辅助医生诊断过程中医生的反馈为依据计算动作的奖励。表 6.1 显示了本文中强化学习问题的这种定义。基于该定义,TriCaps-RL 方法能够应用于放射科医生的阅片诊断流程中,通过与医生的反馈不断提高自己的分类性能,以减少或摆脱目前面临的标注样本不足的阻碍。一方面,对于一张待诊断的 CT 图像,智能体将征象检测结果显示于图像上,供放射科医生作诊断参考;另一方面,放射科医生只需对 CT 图像上的病灶按常规的诊断过程进行标注。之后,环境把智能体的分类结果与放射科医生的标记结果做对比,以两者的一致性为依据,返回相应动作的奖励值。智能体通过该奖励值进行学习,逐步提高自身的分类性能。

表 6.1　算法建模与强化学习对应关系

算法建模	强化学习
CT 图像	环境
单个滑窗图块	状态
胶囊网络	智能体
滑窗图块分类	动作
样本标注对比	动作奖励

TriCaps-RL 方法的框架如图 6.1 表示,其中 Q 网络代表胶囊网络(智能体),接受环境状态,执行分类动作;目标 Q 值为一张 CT 上的图块全部正确识别时的累计奖励值;"CapNet Loss"和"TriCapNet Loss"分别代表单胶囊网络损失

和三元胶囊网络损失。先用单胶囊网络损失对智能体做前期训练学习，然后再基于三元胶囊网络损失对智能体做进一步优化，使类间距离更大、类内距离更小，从而使不同类别样本间能够更细粒度地区分；经验回放将系统探索环境得到的数据储存起来，用于在学习的过程中随机采样回放，更新胶囊网络参数，加快学习速度。下面两小节展开该方法的具体细节。

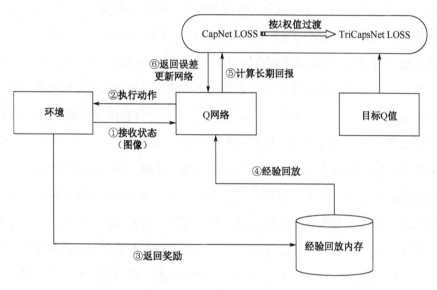

图 6.1　TriCaps-RL 方法框架

6.3.1　三元胶囊网络

胶囊网络采用解析树形式的网络结构，每一个活动的胶囊与解析树上的每一个节点一一对应，可以为一个对象及其组成部件提供层次结构。胶囊网络可以使用较少的训练数据进行训练。即使在对象密集的场景中，胶囊网络也能很好地运行。一个胶囊网络的胶囊包含一组神经元。通过检测和学习图像中的指定区域，它输出一个矢量。矢量长度和属性元素定义为对象的存在估计概率和对象属性参数的编码。当物体发生轻微变化时，胶囊的矢量输出长度不变，方向发生变化，所以每个胶囊都是等变的。由于胶囊网络的特点是试图记住图像上的每一个细节，在本算法中，胶囊网络对输入图片进行三级卷积之后再对图像特征使用胶囊封装。这样做的目的是可以忽略部分底层共性的特征，适当减少算法的运算量，提高训练速度。图 6.2 所示为本节所采用的胶囊网络的结构图。如图所示，本节所采用的胶囊网络经过两层卷积运算后，将卷积层抽取的特征送入初始胶囊层（Primary Caps）进行封装，生成 8 维特征组合，然后通过 8×16 的权重矩阵将 8 维输入空间映射至 16 维，获得图像最终的特征表达。

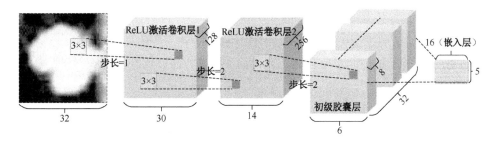

图 6.2　本文采用的胶囊网络架构

针对上述胶囊网络的学习，本章考虑引入三元组损失函数。三元组损失是一种最近被广泛关注的深度网络损失度量方法。其中，一次输入三幅图像，分别为锚点图像（S_i^A）、正样本图像（S_i^P）和负样本图像（S_i^N），分别利用胶囊网络从三幅图像中提取特征，进而计算锚点图像与正样本图像之间的欧氏距离以及锚点图像与负样本图像之间的欧氏距离，并对其进行归一化，得到：

$$d_+ = \frac{e^{\|\mathrm{CapsNet}(s_i^A) - \mathrm{CapsNet}(s_i^P)\|_2}}{e^{\|\mathrm{CapsNet}(s_i^A) - \mathrm{CapsNet}(s_i^P)\|_2} + e^{\|\mathrm{CapsNet}(s_i^A) - \mathrm{CapsNet}(s_i^N)\|_2}} \tag{6-1}$$

$$d_- = \frac{e^{\|\mathrm{CapsNet}(s_i^A) - \mathrm{CapsNet}(s_i^N)\|_2}}{e^{\|\mathrm{CapsNet}(s_i^A) - \mathrm{CapsNet}(s_i^P)\|_2} + e^{\|\mathrm{CapsNet}(s_i^A) - \mathrm{CapsNet}(s_i^N)\|_2}} \tag{6-2}$$

在此基础上计算三元损失函数为：

$$L_j(d_+, d_-) = \| d_+ - d_- + \alpha \|_2^2 \tag{6-3}$$

三元损失度量捕获了样本间的相对相似性，能够通过训练学习使参照图像与正样本图像的特征表达之间的距离尽可能小，同时使参考图像与负样本图像的特征表达之间的距离尽可能大且至少满足一个最小的间隔：α。图 6.3 通过一个例子显示了三元损失函数想要达到的目标，图中 Anchor、Positive、Negative 分别表示参照图像、正样本图像与负样本图像。虽然 Anchor、Positive 同属于一类样本，而与 Negative 不属于同一类，但在用三元损失函数对网络进行训练之前，三者在特征表示上有可能 Anchor 离 Negative 更近，离 Positive 更远，如图 6.3（a）所示。通过使用三元损失函数训练以后，与 Achor 同类的样本的特征距离会比与其不同类样本更近，且中间至少会差一个最小间隔 α，如图 6.3（b）所示。基于这样的学习目标，三元损失度量方法能够获得比单点损失和成对损失（孪生网络）更好的学习效果。

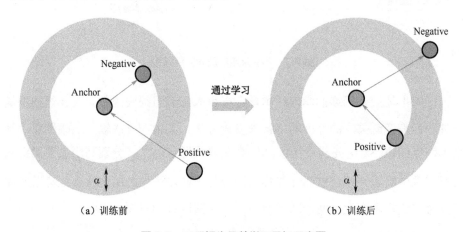

（a）训练前　　　　　　　　　　通过学习　　　　　　　　（b）训练后

图 6.3　三元损失函数学习目标示意图

注：Anchor，参照图像；Positive，正样本图像；Negative，负样本图像

本章依据三元损失函数思想，构建了一个基于胶囊网络的三元网络组合（TriCaps），以下简称三元胶囊网络，其结构如图 6.4 所示，其中三个子网络是架构相同共享权重的胶囊网络，"Embedding"表示从胶囊网络中获得的样本特征表达，$L_j(d_+, d_-) = \| d_+ - d_- + \alpha \|_2^2$ 是网络的三元损失函数。

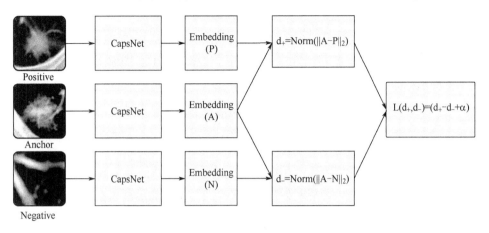

图6.4　三元胶囊网络的结构图

基于三元胶囊网络，本节肺结节分类方法如下：假设有待测样本 s^A，C 为所考虑的所有类别的个数。从已有标注样本集中，对每一类样本随机选择 N^P 个样本，则总共得到 $N^P \times C$ 个样本。把每个样本 s^P 分别与待测样本 s^A 结合之后形成 $N^P \times C$ 组样本对 (s^A, s^i_j)，$i \in [0, C-1]$，计算每组样本对对应的距离，然后计算每个类别对应的平均距离，以平均距离最小的类别为分类结果，即有：

$$y^* = \underset{y^i}{\arg\min} \left\{ \frac{1}{N^P} \sum_{j=1}^{N^P} \| \operatorname{CapsNet}(s^A) - \operatorname{CapsNet}(s^i_j) \| \mid i \in [0, C-1] \right\} \quad (6\text{-}4)$$

其中，y^* 表示为最终输出类别，s^A 为待测试样本，y^i 为第 i 个类别，s^i_j 为测试集中属于 y^i 的第 j 个样本，$j \in [1, N^P]$。

6.3.2　两阶段强化学习

基于三元胶囊网络的学习可以实现更细粒度的分类，但从一个全新的初始状态训练三元网络是困难的，不容易收敛。为此，本节提出两阶段强化学习方法：第一阶段以传统的 Q 学习目标为主，针对单个胶囊网络来进行学习，使算法以较快的速度收敛；第二阶段：待迭代进行到一定次数后，再改用由公式(6-3)所示的三元损失函数来进行学习。

下面以待诊断的 512×512 像素的 CT 图像为例，说明本节的两阶段强化学习过程。首先使用 $K×K$（$K<512$）像素的滑动窗口在 CT 图像上逐个获取不同的图像块，同时记录下图像块的左上角坐标 (x_i,y_i)。每一个图块看作一个状态 s_t，则从 CT 图像上提取的所有图像块组成所有状态的集合 S。对于 s_t，胶囊网络（智能体）从类别集合 A 中选择 s_t 图块所属类别 c_j，可视为 s_t 状态下对应的动作 a_t。当胶囊网络对所有 $s_t \in S$ 执行完相应的分类动作后，将网络检测得到的肺结节及其征象分类结果按图块区域的坐标位置显示回 CT 图像上，从而得到本文方法的诊断结果。此时，医生再给出自己的诊断结果。图 6.5 是这一过程的示例图，其中图 6.5（a）是利用本文方法进行预诊断的结果；图 6.5（b）是在预诊断结果上叠加医生的诊断结果（绿色所示为医生检测的肺结节及其征象类别）后所形成的效果。

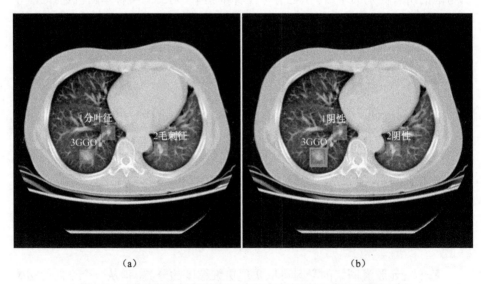

（a）　　　　　　　　　　　　　　（b）

图 6.5　环境依据医生诊断结果对本节方法诊断结果进行评估的示例

注：（a）本节方法诊断出的阳性区域；（b）医生诊断与方法诊断结果对比

在强化学习的第一阶段，我们采用 Q-学习目标，因此由单个胶囊网络在特征表达之后增加一层全连接层输出每个类别对应的 Q 值，Q 值反映了从当前状态开始执行该分类动作，并在此后始终执行最优动作所能获得的累计奖励。对于当前动作对应的奖励值，我们对比本节方法诊断结果与医生诊断结果的异同，相应计算在每个图块上的动作回报。对于一个图块 s_t，如果本节方法诊断正确，则给予奖励值 r（该值根据实验确定）；否则给予奖励值为 0。其中，判断本节方法诊断结果是否正确的判断方法如下：

（1）如果图块 s_t 区域与医生检测到的某个病灶区域重叠，则进一步检查此图块的分类结果与医生给出的征象类别标签，如果一致，则认为本节方法诊断正确，否则认为诊断错误；

（2）如果图块 s_t 区域不与医生检测到的任何病灶区域重叠，且该图块的分类结果为阴性，则认为本节方法诊断正确；否则认为本节方法诊断错误。

以图 6.5（b）为例，在图块 3 处，算法诊断结果与医生诊断结果一致，环境奖励回报为 r，而图块 1 和 2 处算法的分类结果为阳性，与医生诊断不一致，环境奖励回报为 0。

在上述奖励方法基础上，本节借鉴深度 Q-学习方法（Deep Q-learning Network, DQN）[292]来实现第一阶段强化学习，但本节方法在 CT 图像上的诊断过程与传统强化学习过程不尽相同。在 DQN[292]中，智能体的每一个动作都会引起环境的变化，不同的动作会产生不同数量的后续状态。而在本问题中，由于滑动窗口的大小是不变的，所以对于每一张 CT，从中提取的图像块数都是确定的。因此，在强化学习的过程中，每一轮的状态数是确定的，相应地，在本强化学习问题中，目标 Q 值也是确定的。假设从一张 CT 中取得的状态数为 M，对每一个状态都能执行正确动作，则每一个状态下都能得到回报 r，从而希望得到的目标 Q 值为：

$$Q_{\text{target}} = M \times r \qquad (6-5)$$

相应单步损失为：

$$L(\omega) = \| Q_{\text{target}} - \sum_{j=1}^{M} R(Q_c(s_j^A, a_j : \omega_c)) \|^2 \qquad (6-6)$$

其中 $Q_c\left(s_j^A, a_j : \omega_c\right)$ 为胶囊网络智能体 $R(x)$ 为回报函数。

本节进一步将前文所述三元组学习目标与 Q-学习目标结合，进行胶囊网络的学习，从而得到损失函数形式如下：

$$
\begin{aligned}
L_{\text{compose}} &= \frac{1}{B} \sum_{j=1}^{B} \left((1-\lambda) L_j\left(\omega\right) + \lambda L_j\left(d_+, d_-\right)\right) \\
&= \frac{1}{B} \sum_{j=1}^{B} \left((1-\lambda) \| Q_{\text{target}} - \sum_{j=1}^{M} R\left(Q_c\left(s_j^A, a_j : \omega_c\right)\right) \right. \\
&\quad \left. \|^2 + \lambda \| d_+ - d_- + \alpha \|^2\right)
\end{aligned}
\tag{6-7}
$$

其中，B 为强化学习中经验回放选择的数据个数，即从经验池中随机选出先前已放进去的经验数据的个数，λ 为两种损失的权重调节因子，随训练的迭代次数增加逐渐增大，其计算公式为

$$
\lambda = \frac{1}{1 + e^{-(0.05 \times (n - \text{EPOCHS}))}}
\tag{6-8}
$$

式(5-8)中 EPOCHS 为预先设定的值。这个公式的目的是：当算法的迭代次数 n 小于 EPOCHS 时，主要采用由式(6-6)所示的单元损失，以使网络更快收敛，即算法第一阶段。当迭代次数 n 增长到超过 EPOCHS 后，主要采用由式(6-3)所示的三元损失，以使智能体的分类准确度进一步得到精调，对样本实现更细粒度的类别区分，即算法第二阶段。

综合上述环节，TriCaps-RL 方法的强化学习过程如下：首先，智能体（胶囊网络）从环境中接收一个状态（图像块），计算对应不同类别的 Q 值，选择对应 Q 值最大的动作执行，相应进入下一个状态，同时存储当前状态和动作等元素。迭代进行这一过程，直到智能体对所有用滑窗方法从一张 CT 图上取得的状态（图像块）分别执行完相应动作（分类）为止。然后，医生针对同样的 CT 图进行病灶检测与分类标注，环境将 TriCaps-RL 对每个图块的分类结果与医生的分类结果进行比较，相应计算回报值并存储。最后，系统执行经验回放，从记忆池中存储的状态、动作、回报组合中随机抽取一批，按式（6-7）计算胶囊网络的损失并更新网络权值。具体流程如以下算法 6.1 所示：

算法 6.1：TriCaps-RL 强化学习算法

输入：一张 CT 图像

输出：训练好的 TriCaps-RL 方法

处理：

步骤 1：算法初始化设定经验重放记忆池 D 的存储量为 N、临时记忆池的 D_T 的容量 M、回报值 r、间隔因子 α、小批次的数 B、EPOCHS，以及胶囊网络初始参数 ω_c。

步骤 2：迭代至达到最大迭代次数

步骤 2.1：用滑窗方法获得状态（图块）集合 S

步骤 2.1：$t \leftarrow 0$

步骤 2.2：迭代取完状态集合 S 中的所有状态

步骤 2.2.1：如果 $t > |S|$，则 $t \leftarrow 0$

步骤 2.2.2：设当前状态为 s_t^A，以概率 ε 随机选择一个动作 a_t，或以（$1-\varepsilon$）的概率按学习到的策略选择动作 a_t

步骤 2.2.3：初始化阳性状态 s_t^P 为空值 φ

步骤 2.2.4：奖励值 $r_t \leftarrow 0$

步骤 2.2.5：存储 $<s_t^A, s_t^P, a_t, r_t, s_{t+1}>$ 到 D_t

步骤 2.2.6：$s_t \leftarrow s_{t+1}$

步骤 2.2.7：$t \leftarrow t+1$

步骤 2.3：迭代至遍历记忆池 D_T

步骤 2.3.1：从记忆池 D_T 中取 $<s_t^A, s_t^P, a_t, r_t, s_{t+1}>$

步骤 2.3.2：将算法的诊断结果与医生的诊断结果对比，返回相应奖励值为 r_t，并随机选择与 s_t^A 同类的正样本状态更新 s_t^P

步骤 2.3.3：存储 $<s_t^A, s_t^P, a_t, r_t, s_{t+1}>$ 到记忆池 D 中

步骤 2.4：从记忆池中 D 随机取一小批个数为 B 的序列 $<s_t^A, s_t^P, a_t, r_t, s_{t+1}>$

步骤 2.5：对每一个 $<s_t^A, s_t^P, a_t, r_t, s_{t+1}>$，从已有样本库中随机抽取与 s_t^P 不同类的标注状态样本

步骤 2.6：根据当前迭代次数，按公式(6-8)重计算 λ

步骤 2.7：利用损失函数(6-7)训练训练胶囊网络，对三元胶囊网络中对应 s_t^A 的胶囊网络进行训练

步骤 2.8：将对应 s_t^A 的胶囊网络参数复制给三元胶囊网络中对应正样本的网络和对应负样本的网络

6.4 实验与结果分析

6.4.1 实验设置

实验在从 LIDC-IDRI 库中选择的样本集上进行。LIDC-IDRI 库中每个结节的边缘部位都由多个医生做了详细的勾画,并对结节按良、恶性进行了评定,这些标注信息是对医生真实阅片过程诊断操作的记录。因此,在本研究中采用 LIDC-IDRI 中的标记数据作为环境(模拟医生)对 TriCaps-RL 算法中智能体选择和执行的动作进行评价和反馈奖励的依据。

为了方便实验比较,根据标注时放射科医生提供的结节特征分级,本节利用对阳性的非中心钙化征、分叶征、毛刺征和磨玻璃影征 4 类结节征象的 CT 图像通过旋转、翻转操作进行样本量增大,共生成 12 000 个 CT 图像,实验方案为 5 折交叉验证实验。

对于每张 CT 图像进行 32×32 像素的滑窗图块采集,滑动间隔为 11 像素,相应从每张 CT 可以取出 46×46=2 116 块图片。在本实验中对于每一个智能体识别正确给予回报为 $r=1$,则每一图像对应的 Q_{target} 为 2116。回放记忆池 D 的最大容量 N 设置为 3k。每次从 D 中提取 50 个小批量样本用于智能体的训练。对于 ε 贪婪策略,本实验将 ε 设置为在 3 000 个迭代周期内从 1 线性减少到 0.1。此外,根据实验,对于等式(6-8)中的 EPOCHS,设置为 22 000。

在本实验征象分类阶段,类别数 C 为 5。每次从每一类样本中随机选择 $P_n=10$ 个个体,共取 $P_n×C=50$ 个样本,与待分类样本组成 50 个样本对,按公式(6-4)进行分类。

6.4.2 学习效果

1. TriCaps-RL 学习-准确率曲线图

在图 6.6 中显示了学习过程中 TriCaps-RL 的验证准确度走势图。

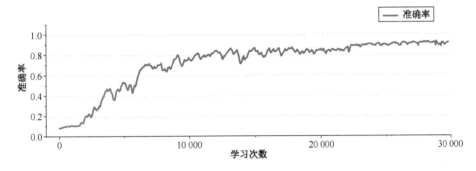

图 6.6 TriCaps-RL 的验证准确率

从图 6.6 中可以看出在学习过程的 2 600 步以前 TriCaps-RL 的准确率变化是比较剧烈的。这一段过程所反映的应该是经验记忆池中的数据还没有被全部更新过，此阶段的损失函数的值不稳定，不是随着迭代次数的增加逐步变小，而 2 600 步以后随着经验的积累逐步趋于稳定增长。当训练进行到 14 000 次迭代以后，算法的准确度逐步达到一个稳定值，22 000 步以后又有了小幅度的提升。这是因为在实验中，式(6-8)中的 EPOCHS 设置为 22 000，此后算法的损失逐步过渡为由(6-3)所示的三元损失函数计算。

2. 特征表达分布在学习过程中的变化

为了更直观地查看 TriCaps-RL 中胶囊网络输出的图像特征的特异性随着学习迭代次数的增加而提高的过程，经过降维后，在三维空间中对训练数据集中 5 类样本的特征嵌入表示进行可视化，结果如图 6.7 所示。图 6.7 中的 4 个子图分别显示了从训练开始至训练结束时 5 种样本的特征嵌入表示分布的变化过程。

从图 6.7 中可以看出，随着训练迭代次数的不断增加，相同征象类别样本的特征嵌入表达逐渐聚合，而不同征象类别样本的特征嵌入表达逐渐疏离。

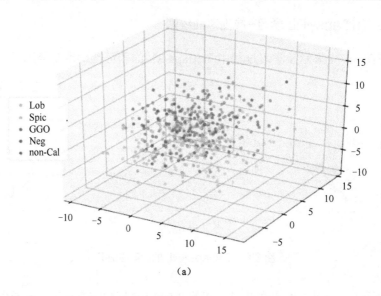

(a)

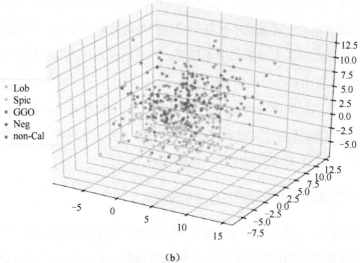

(b)

图 6.7　5 种样本的嵌入特征表示随学习迭代次数增加的分布变化图

注：(a) 初始时的分布状态；(b) 迭代学习 8 000 次时的分布状态；

(c) 迭代学习 22 000 次时的分布状态；(d) 迭代学习 30 000 次时的分布状态

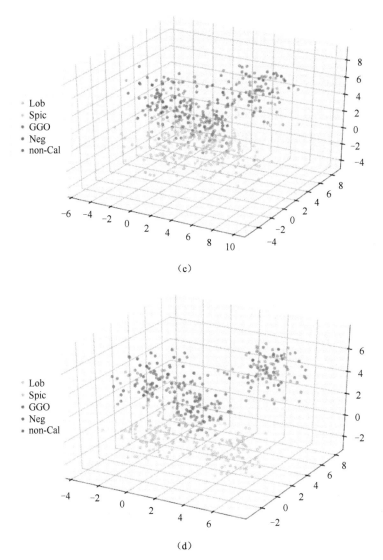

（c）

（d）

图 6.7　5 种样本的嵌入特征表示随学习迭代次数增加的分布变化图（续）

注：（a）初始时的分布状态；（b）迭代学习 8 000 次时的分布状态；

（c）迭代学习 22 000 次时的分布状态；（d）迭代学习 30 000 次时的分布状态

6.4.3 TriCaps-RL 方法的分类性能

1. TriCaps-RL 分类性能 ROC 曲线

图 6.8 显示了各类别的 ROC 曲线分类结果。在图 6.8 中，非中心钙化、阴性、分叶征、毛刺征和磨玻璃影的 AUC 值分别为 0.9193、0.9072、0.9009、0.9004 和 0.8957。从图 6.8 的曲线可以看出，TriCaps-RL 方法对钙化征象的整体分类精度最高。与非中心钙化和阴性相比，分叶征、毛刺征和 GGO 征的 AUC 相对较低。

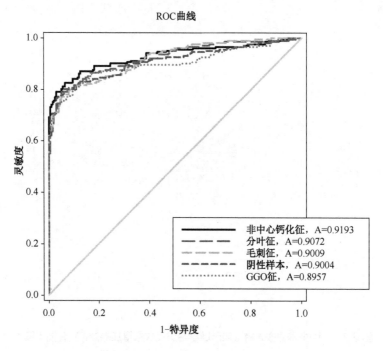

图 6.8　TriCaps-RL 的分类 ROC 曲线图

2. TriCaps-RL 分类准确率混淆矩阵

为了进一步分析潜在的分类误差分布，图 6.9 给出了 5 个分类结果的混淆矩阵。

混淆矩阵中的对角线上的数表示相应类别的识别准确率，而非对角线上的元素是误分类率。从图 6.9 可以看出，非中心钙化征象具有最高的分类准确度，而 GGO 征象具有最高的误分类率。大多数错误分类发生在分叶征、毛刺征和磨玻璃影征之间。此外，误诊的毛刺征样本大多被认为是分叶征。通过对测试样本的比较，发现这两种类型的样本中有许多具有非常相似的纹理。

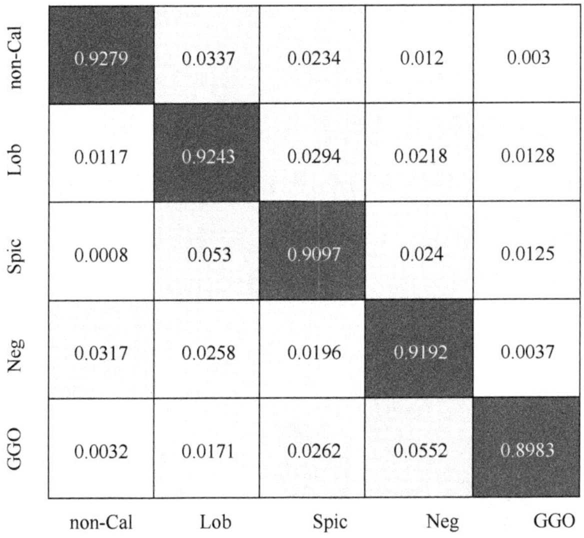

	non-Cal	Lob	Spic	Neg	GGO
non-Cal	0.9279	0.0337	0.0234	0.012	0.003
Lob	0.0117	0.9243	0.0294	0.0218	0.0128
Spic	0.0008	0.053	0.9097	0.024	0.0125
Neg	0.0317	0.0258	0.0196	0.9192	0.0037
GGO	0.0032	0.0171	0.0262	0.0552	0.8983

图 6.9　方法在每类样本上分类的准确度混淆矩阵

注：Cal，非中心钙化征；Lob，分叶征；Spic，毛刺征；

Neg，阴性样本；GGO，磨玻璃影征

6.4.4　TriCaps-RL 方法与 DQN 性能对比

（1）DQN[293]是经典的深度强化学习算法。按表 6.2 所示的结构本文构建了一个 DQN 网络，包括 3 个卷积层，然后用本章样本数据对其进行训练，计算最终的测试结果并与 TriCaps-RL 做分类性能对比。

表 6.2　用于对比的 CNN 网络架构

层	图像大小	卷积核大小	步长
1	32×32	5	1
2	28×28	2	MaxPooling
3	14×14	5	1
4	10×10	5	1
5	6×6		

DQN 与本节所述 TriCaps-RL 方法的区别在于：①采用 CNN 网络而非胶囊网络；②仅采用 Q-学习目标，未考虑三元组学习目标。

两种方法的平均分类性能如图 6.10 所示。从图 6.10 中，我们可以看出，TriCaps-RL 的分类效果无论是在灵敏度、特异度还是准确率方面，都明显优于 DQN 分类方法，说明本文所采用的胶囊网络以及三元组学习目标是合理有效的。

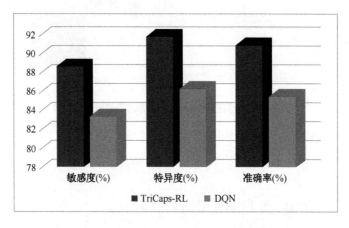

图 6.10　TriCaps-RL 和 DQN 平均分类性能对比

（2）为了做更细粒度的分析，查看以上 2 种方法在不同类别上的性能差异，本文构建了 TriCaps-RL 和 DQN 分类准确度的差值混淆矩阵，如图 6.11 所示。对角线上的浮点数代表了 TriCaps-RL 和 DQN 在对应类别分类准确度方面的差异，而非对角线上的浮点数代表了它们在分类错误率方面的差异，显示了错误分类到其他相应类别中的每个类别的比率。

对角线上的数值是 TriCaps-RL 与 DQN 分类准确率的差；不在对角线上的元素，是分类错误率的差。如图 6.11 所示，差值混淆矩阵对角线上的元素值均为正，且对角线数的平均值为 0.1047，说明 TriCaps-RL 算法在每一类上都具有较高的准确率。整体分类性能比 DQN 好。非对角线上的元素中没有出现正值，这意味着 TriCaps-RL 的错误分类率在所有类别上都比 DQN 低。

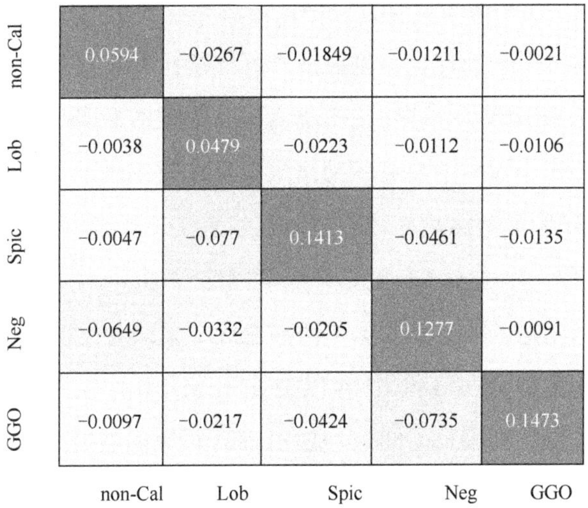

	non-Cal	Lob	Spic	Neg	GGO
non-Cal	0.0594	−0.0267	−0.01849	−0.01211	−0.0021
Lob	−0.0038	0.0479	−0.0223	−0.0112	−0.0106
Spic	−0.0047	−0.077	0.1413	−0.0461	−0.0135
Neg	−0.0649	−0.0332	−0.0205	0.1277	−0.0091
GGO	−0.0097	−0.0217	−0.0424	−0.0735	0.1473

图 6.11 TriCaps-RL 和 DQN 分类准确度差值混淆矩阵

注：Cal，非中心钙化征；Lob，分叶征；Spic，毛刺征；

Neg，阴性样本；GGO，磨玻璃影征

（3）训练及分类时间对比。表 6.3 是对 TriCaps-RL 方法和 DQN 方法 5 次训练的平均时间和 20 个样本的平均预测时间记录。

表 6.3 TriCaps-RL 和 DQN 方法训练时间和分类时间对比

	TriCaps-RL	DQN
训练时间（h）	63.29	18.68
分类时间（s）	0.05726	0.00881

从表 6.3 可以看出 TriCaps-RL 方法的训练时间比 DQN 方法长得多，这主要是因为在训练 TriCaps-RL 方法时，当方法的分类性能无法再提升时逐步转换为使用三元损失度量的策略优化。三元损失度量策略使计算量有所增加，也使得每次迭代时梯度的变化小，所以当分类性能达到新的平衡时，用时更长。同时我们也能看出，与 DQN 相比，在分类阶段 TriCaps-RL 方法用时也更长，这是因为 TriCaps-RL 方法要进行多次样本似度比较后求均值。不过，其分类时间仍然小于 0.1 秒，在与医生交互过程中，能够充分满足实时交互的需求。

（4）征象样本重建对比。分别在两种网络输出特征上进行图像重建，以进一步对比分析两种网络所获取特征的优劣。对于 DQN 网络，在表 6.2 所示 CNN 网络基础上增加一个对称的反卷积网络来实现重建；对于 TriCaps-RL，按参考文献[282]的方案在胶囊网络后面增加重建网络来实现重建。两者都在经过 30 000 次训练后，分别用 TriCaps-RL 的单个胶囊网络和 DQN 中的 CNN 对输入的征象样本进行重新生成。图 6.12 显示了两种生成结果的对比，图中第一行为原图，第二、三行分别为胶囊网络和 CNN 生成的征象图块。从图中可以看出胶囊网络重生成的征象图块明显比 CNN 生成的细腻，征象的特征部分更显著；而 CNN 生成的图像明显丢失了很多细节，尤其对纹理对比不明显的第 1 和 9 个征象图，或病灶面积较大的第 14 和第 18 个征象图，CNN 不能成功地表现到其特征，只生成了一幅空白的图。对于第 9 个征象图，胶囊网络的重建效果也不是很好，不过我们能够发现对于此样本，人类肉眼也很难分辨其征象的纹理。

6.4.5 TriCaps-RL 方法与其他二分类方法对比

因为在目前的肺结节分类方法中没有找到与本方法分类目标一致的研究，为了评价 TriCaps-RL 方法的分类效果，在本章实验所选样本的基础上，把其中的 4 种征象样本都划分为恶性类，用阴性样本作为对比类，作二分类学习和性能验证，并与以下强化学习方法进行了性能对比：

（1）基于单胶囊网络的强化学习方法，简称 Caps-RL，Caps-RL 中的智能体与图 6.12 所示的三元胶囊网络中的子网络具有相同的结构，同时训练时仅采用 Q-学习目标，即不考虑三元损失目标。

（2）Silva 等[288]所提出的利用人工设计的 3D 图像特征与强化学习方法相结合的肺结节分类方法。

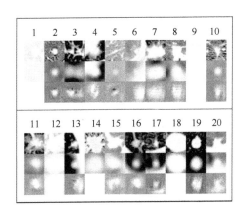

图 6.12　两种方法重建所生成的征象图对比

注：图中的数字代表不同样本的序号，第一行图块组合是原始样本，

第二行图块组合是用胶囊网络重建的样本，第三行图块组合是用 CNN 重建的样本。

（3）Ali 等[289]所提出的深度强化学习肺结节分类方法，其以 10 张 Z 轴上连续的 512×512 像素 CT 图像作为一个状态，智能体则采用由多层卷积和池化运算组成的 CNN 网络。

（4）Mobiny 等[285]所提出的基于胶囊网络的肺结节分类方法，其对原胶囊网络的算法进行了两处改进：①算法强制初级胶囊层中与相同像素对应的所有胶囊具有相同的路由系数，使算法的运行速度提高了 3 倍；②在重建环节，与原来的使用结点胶囊的掩码输出不同，作者使用了初级胶囊预测向量和 one-hot 编码的预测向量作为二级反卷积网络的输入，提高了分类准确度。

在验证集上测试了 TriCaps-RL 和 Caps-RL 的灵敏度、特异度和准确率，并

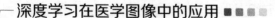

与 Silva、Ali 和 Mobiny 等采用的算法进行了对比，结果如表 6.4 所示。

表 6.4　算法的分类性能对比

算法	灵敏度（%）	特异度（%）	准确率（%）
Silva 等[288]	—	—	81
Ali 等[289]	58.9	55.3	64.4
Mobiny 等[285]	89.11	—	91.84
Caps-RL	88.75	90.17	90.62
TriCaps-RL	**90.63**	**93.77**	**92.89**

从表中可以看出，TriCaps-RL 和 Caps-RL 算法的性能全面超过了前面三种算法。提升率分别达到 14.7%、44.2% 和 1.1%。同时相对于单胶囊网络的强化学习方法，TriCapsNet 的性能又有显著提升，提升率为 2.5%。

6.5　结语

本章针对肺结节征象分类问题，提出了一种胶囊网络的三元组强化学习方法，简称 TriCaps-RL。TriCaps-RL 方法通过将胶囊网络与三元组学习策略相结合，采用了两阶段强化学习的方法。第一阶段，采用单胶囊网络的 Q 值损失函数来学习网络的参数，直到准确率不再明显增长。第二阶段，逐步把方法的损失函数过渡为三元损失函数，使征象样本类内表达更近、类间表达远离，从而进一步提升其分类性能。这样不但能解决三元网络训练不容易收敛的问题，同时能够得到更好的最终分类性能。实验结果表明，本章所提出的 TriCaps-RL 学习算法明显优于已有的肺结节分类算法。这也是首次将胶囊网络与深度强化学习技术相结合，应用于肺结节诊断问题的研究。

本方法可以应用于临床诊断中，通过在医生阅片的过程中与其交互，伴随着医生诊断工作进行不断学习。能够摆脱代价高昂的抽调专家进行人工样本标注的方式,以较小的代价使方法性能得到持续提升的同时,为医生提供越来越准确的诊断参考,逐步提高医生的诊断效率。

本章方法的贡献在于:①引入强化学习策略,使算法能够通过医生在日常阅片过程中的反馈提高分类性能,摆脱了需专家用专门的时间完成样本标注的困境;②将三元组学习目标结合到强化学习中,以征象样本类内表达更近、类间表达更远为学习为目标,使分类器性能得到进一步提升;③设计了两阶段强化学习的过程,一方面能够实现性能的进一步提升,另一方面也解决了三元组度量策略不好训练的困难。

第 **7** 章

后记

CT 图像肺结节自动分类方法是肺结节计算机辅助检测与诊断中的关键问题之一，对于肺癌早期筛查、提高肺癌的诊断效率和正确率均有重要价值。本书详细总结了现有 CT 图像肺结节自动分类方法，分析了已有分类方法的现状与不足，进而指出了该领域当前面临的主要问题。在此基础上，以肺结节细粒度 CT 征象分类为研究对象，针对医学图像标注样本普遍不充分问题，从多分类器集成学习、半监督学习和强化学习 3 个方面进行了系统和逐步深入的研究。

7.1 工作总结

本书的主要成果与贡献如下。

（1）依据与肺癌联系紧密的征象对肺结节进行细粒度分类研究。现有研究大都聚焦于肺结节的良/恶性二分类问题，这些分类结果是粗线条的，供医生做参考时可解释性不强。按征象分类可以更细粒度地对肺结节从病理学角度进行区分，分类结果能够辅助医生分析结节产生的病理原因，减少辨析时间，提高诊断准确率和效率，并能为其制定合理的治疗方案和进行病情预后评估提供更具体的科学依据。同时，按征象分类的肺结节计算机辅助检测与诊断方法对于医学人员的教育及相关医学研究也具有重要价值。

（2）提出了基于人工免疫优化的征象分类网络融合方法，简称为 AIA-DNF 方法，在样本不足的现状下提升分类性能。现有的分类器融合算法在确定集成分类器个数和它们的组成方式的时候一般通过若干次实验或经验来确定，只适用于特定的训练数据集，其泛化性能和健壮性不够理想。AIA-DNF 算法不同于现有的网络融合算法的地方在于：①在进行子网络集成时，采用人工免疫优化算法，通过不断的克隆和变异操作，进化出各子网络的融合权值，并选择能够增加子网络的多样性和提高最终分类准确率的子网络进行融合，最终形成性能最优的分类网络集成体。这一融合算法考虑了平均泛化误差和子网络多样性，并且最大程度上选择具有高输出特异性的分类器，因此与其他融合算法相比，AIA-DNF 算法可以用较少的子网络生成更健壮的集成分类器。②在子分类器的选择上，构建了基于多级 Inception 模块的 CNN 网络，大大提高了网络的特征抽取能力，并避免了由于重复卷积和下采样而造成的特征信息的损失。

（3）提出了结合半监督协同学习与深度学习的征象模糊分类方法，简称为 DFF-Co-forest，通过半监督学习机制和基于生成对抗网络的样本生成机制来缓解肺结节分类领域中标注样本与非标注样本均不足的问题。该方法首先将深度特征引入了协同森林，基于少量标注样本学习一个初步的协同森林分类器，其中引入模糊分类策略，以增强分类的健壮性；然后引入生成对抗网络产生大量逼真的未标注肺结节样本，并用模糊协同森林分类器中伴随森林对新生成样本进行分类，从而获得新的标注样本；最后将新的标注样本结合到标注样本集中，对伴随森林的相应决策树进行重训练。以上的仿真样本生成与样本集扩充后重训练这两个步骤不断迭代进行，最终得到一个性能优良的模糊协同森林分类器。

（4）提出了胶囊网络三元组强化学习及其征象分类方法，简称为 TriCaps-RL，用于在辅助医生开展日常阅片诊断的工作过程中，通过医生反馈不断优化分类器，从而摆脱代价高昂的医生用专门时间做样本标注的问题。TriCaps-RL 采用了两阶段强化学习的方法：第一阶段采用单胶囊网络的 Q 值损失函数来学习网络的参数。第二阶段，当单胶囊网络的学习达到瓶颈以后，引入了三元损失度量方法，相应构建三元胶囊网络，以征象样本类内表达更近、类间表达远离为学习目标，进一步优化胶囊网络参数。这样不但能解决三元网络不容易收敛的问题，而且能够得到更好的分类性能。

7.2 未来展望

根据目前已经取得的成果，未来考虑从以下两个方面继续深入研究。

（1）三维肺结节诊断分类算法。随着成像技术的发展，现在医院获取的呈三维的肺部 CT 图像数据越来越多。本质上，肺结节是以三维形式存在，三维图像能够更好地显示结节的细微形态特征及其与周围结构的关系，可以避免二维图像下的不同角度和不同 CT 切片轴位置的影响，进而为结节的征象分类提供更多信息。在今后工作中，计划基于现有的研究基础改进算法，使其适用于三维医学图像分类领域，探讨 3D 肺结节的分类算法，以得到更高的分类准确率。

（2）与病历结合的弱监督肺结节诊断算法。除了医学图像外，医生诊断结果、患者病史、医疗经历、化验结果等医学文本数据中也包含丰富的有价值的信息，但目前大多数都只是存档，没有得到充分利用。利用机器学习与自然语言处理等相关技术，在充分学习患者电子档案的基础上，利用从档案中挖掘出的相关信息，对现有肺结节分类算法进行扩展，在 CT 图像上进行弱监督学习，有望得到更好的肺结节分类性能。

参 考 文 献

[1] P.K. Spiegel. The first clinical X-ray made in America–100 years[J]. 1995, 164(1): 241-243.

[2] 陶笃纯: 迈向新世纪的医学图像技术. 中国医学图像技术[J]. 2000, vol. 16, no. 1, 1-2.

[3] G.J. Tearney, M.E. Brezinski, B.E. Bouma, S.A. Boppart, C. Pitris, J.F. Southern, and J.G. Fujimoto: "In vivo endoscopic optical biopsy with optical coherence tomography." Science[J]. 1997, vol. 276, no. 5321, 2037-2039.

[4] W.R. Hendee. The impact of future technology on oncologic diagnosis: Oncologic imaging and diagnosis[J]. International Journal of Radiation Oncology, Biology, Physics. 1983, vol. 9, no. 12, 1851-1865.

[5] R.E. Bunge, C.L. Herman. Usage of diagnostic imaging procedures: a nationwide hospital study[J]. Radiology. 1987, vol. 163, no. 2, 569-573.

[6] I. Sluimer, A. Schilham, M. Prokop, B. Van Ginneken. Computer analysis of computed tomography scans of the lung: a survey[J]. IEEE Transactions on Medical Imaging. 2006, vol. 25, no. 4, 385-405.

[7] L.G. Quekel, A.G. Kessels, R. Goei, J.M. van Engelshoven. Miss rate of lung cancer on the chest radiograph in clinical practice[J]. CHEST Journal. 1999, vol. 115, no. 3, 720-724.

[8] F. Li, S. Sone, H. Abe, H. MacMahon, S.G. Armato, K. Doi. Lung Cancers Missed at Low-Dose Helical CT Screening in a General Population: Comparison of Clinical, Histopathologic, and Imaging Findings 1[J]. Radiology.

2002, vol. 225, no. 3, 673-683.

[9] Q. Li, F. Li, K. Suzuki, J. Shiraishi, H. Abe, R. Engelmann, Y. Nie, H. MacMahon, K. Doi. Computer-aided diagnosis in thoracic CT[C]. Seminars in Ultrasound, CT and MRI. pp. 357–363. *Elsevier* 2005.

[10] K. Suzuki, I. Sheu, M. Epstein, R. Kohlbrenner, A. Lostumbo, D.C. Rockey, and A.H. Dachman. An MTANN CAD for detection of polyps in false-negative CT colonography cases in a large multicenter clinical trial: preliminary results[C]. Medical Imaging. pp. 69150F-69150F. *International Society for Optics and Photonics* 2008.

[11] R.L. Engle Jr. Attempts to use computers as diagnostic aids in medical decision making: a thirty-year experience[J]. *Perspectives in Biology and Medicine.* 1992, vol. 35, no. 2, 207-219.

[12] K. Doi. Current status and future potential of computer-aided diagnosis in medical imaging[J]. *The British Journal of Radiology.* 2014, vol. 78, no. suppl1, S1-S19.

[13] K. Doi. Computer-aided diagnosis in medical imaging: historical review, current status and future potential[J]. *Computerized Medical Imaging and Graphics*[J]. 2007, vol. 31, no. 4, 198-211.

[14] M.L. Giger, H.P. Chan, J. Boone. Anniversary paper: History and status of CAD and quantitative image analysis: the role of Medical Physics and AAPM[J]. *Medical Physics.* 2008, vol. 35, no. 12, 5799-5820.

[15] K. Doi, H. MacMahon, S. Katsuragawa, R.M. Nishikawa, Y. Jiang. Computer-aided diagnosis in radiology: potential and pitfalls[J]. *European Journal of Radiology.* 1999, vol. 31, no. 2, 97-109.

[16] K. Kerlikowske, P.A. Carney, B. Geller, M.T. Mandelson, S.H. Taplin, K. Malvin, V. Ernster, N. Urban, G. Cutter, R. Rosenberg, etal. Performance of

screening mammography among women with and without a first-degree relative with breast cancer[J]. *Annals of Internal Medicine*. 2000, vol. 133, no. 11, 855-863.

[17] K. Suzuki. A review of computer-aided diagnosis in thoracic and colonic imaging[J]. *Quantitative Imaging in Medicine and Surgery*. 2012, vol. 2, no. 3, 163-176.

[18] H. Becker, W. Nettleton Jr, P. Meyers, J. Sweeney, C. Nice Jr. Digital computer determination of a medical diagnostic index directly from chest X-ray images[J]. *Biomedical Engineering, IEEE Transactions*. 1964, no. 3, 67-72.

[19] G.S. Lodwick, C.L. Haun, W.E. Smith, R.F. Keller, E.D. Robertson. Computer Diagnosis of Primary Bone Tumors: A Preliminary Report 1[J]. *Radiology*. 1963, vol. 80, no. 2, 273-275.

[20] G.S. Lodwick, T.E. Keats, J.P. Dorst. The Coding of Roentgen Images for Computer Analysis as Applied to Lung Cancer 1[J]. *Radiology*. 1963, vol. 81, no. 2, 185-200.

[21] P.H. Meyers, C.M. Nice Jr, H.C. Becker, W.J. Nettleton Jr, J.W. Sweeney, G.R. Meckstroth. Automated Computer Analysis of Radiographic Images 1[J]. *Radiology*. 1964, vol. 83, no. 6, 1029-1034.

[22] A. Redman, S. Lowes, and A. Leaver. Imaging techniques in breast cancer[J]. *Surgery (Oxford)*. 2016, vol. 34, no. 1, 8-18.

[23] T. Hambrock, P.C. Vos, C.A. Hulsbergen–van de Kaa, J.O. Barentsz, H.J. Huisman. Prostate cancer: computer-aided diagnosis with multiparametric 3-T MR imaging—effect on observer performance[J]. *Radiology*. 2013, vol. 266, no. 2, 521-530.

[24] Y. Kashikura, R. Nakayama, A. Hizukuri, A. Noro, Y. Nohara, T. Nakamura, M. Ito, H. Kimura, M. Yamashita, N. Hanamura, et al. "Improved differential

diagnosis of breast masses on ultrasonographic images with a computer-aided diagnosis scheme for determining histological classifications[J]. *Academic Radiology*. 2013, vol. 20, no. 4, 471-477.

[25] M.R.K. Mookiah, U.R. Acharya, C.K. Chua, C.M. Lim, E.Y.K. Ng, A. Laude. Computer-aided diagnosis of diabetic retinopathy: A review[J]. *Computers in Biology and Medicine*. 2013, vol. 43, no. 12, 2136-2155.

[26] N. Petrick, B. Sahiner, S.G. Armato Ⅲ, A. Bert, L. Correale, S. Delsanto, M.T. Freedman, D. Fryd, D. Gur, L. Hadjiiski, etc. Evaluation of computer-aided detection and diagnosis systemsa[J]. *Medical Physics*. 2013, vol. 40, no. 8, 087001.

[27] 曾倩，崔芳芳，宇传华，等. 中国癌症发病，死亡现状与趋势分析[J]. 中国卫生统计[J]. 2016，vol. 33, no. 2, 321-323.

[28] W. Chen, R. Zheng, P.D. Baade, S. Zhang, H. Zeng, F. Bray, A. Jemal, X.Q. Yu, J. He. Cancer statistics in China, 2015[J]. *CA Cancer J Clin*. 2016, vol. 66, no. 2, 115-132.

[29] American Cancer Society (ACS). Report on Lung Cancer[M]. *American Cancer Society (ACS)* , 2014.

[30] S.S. Parveen, C. Kavitha. A Review on Computer Aided Detection and Diagnosis of lung cancer nodules[J]. *International Journal of Computers & Technology*. 2012, vol. 3, no. 3, 393-400.

[31] C.I. Henschke, D.F. Yankelevitz, D.M. Libby, M.W. Pasmantier, J.P. Smith, O.S. Miettinen. Survival of patients with stage I lung cancer detected on CT screening[J]. *The New England Journal of Medicine*. 2006, vol. 355, no. 17, 1763-1771.

[32] W.I. Suleiman, D. Georgian-Smith, M.G. Evanoff, S. Lewis, M.F. McEntee. A comparison of Australian and USA radiologists' performance in detection of

breast cancer [C]. SPIE Medical Imaging. 2014.

[33] H. Wang, L. Li, H. Peng, H. Han, B. Song, Y. Wang, X. Gu, Z. Liang. A novel computer aided detection (CADe) scheme for colonic polyps based on the structure decomposition[C]. Abdominal Imaging. Computation and Clinical Applications. 63-72. *Springer* 2013.

[34] L. Bogoni, P. Cathier, M. Dundar, A. Jerebko, S. Lakare, J. Liang, S. Periaswamy, M.E. Baker, M. Macari. Computer-aided detection (CAD) for CT colonography: a tool to address a growing need[J]. *The British Journal of Radiology*. 2014, vol. 78spec, no. 1, s57-62.

[35] R.L. Siegel, K.D. Miller, A. Jemal. Cancer statistics, 2016[J]. *CA Cancer J Clin*. 2016, vol. 66, no. 1, 7-30.

[36] C.E. DeSantis, C.C. Lin, A.B. Mariotto, R.L. Siegel, K.D. Stein, J.L. Kramer, R. Alteri, A.S. Robbins, A. Jemal. Cancer treatment and survivorship statistics, 2014[J]. *CA Cancer J Clin*. 2014, vol. 64, no. 4, 252-271.

[37] M. Firmino, A.H. Morais, R.M. Mendoça, M. Dantas, H. Hekis, R. Valentim. Computer-aided detection system for lung cancer in computed tomography scans: Review and future prospects[J]. *Biomed Eng Online*. 2014, vol. 13, 1-16.

[38] L. Bogoni, J.P. Ko, J. Alpert, V. Anand, J. Fantauzzi, C.H. Florin, C.W. Koo, D. Mason, W. Rom, M. Shiau, et al. Impact of a computer-aided detection (CAD) system integrated into a picture archiving and communication system (PACS) on reader sensitivity and efficiency for the detection of lung nodules in thoracic CT exams[J]. *Journal of Digital Imaging*. 2012, vol. 25, no. 6, 771-781.

[39] Y. Kominami, S. Yoshida, S. Tanaka, Y. Sanomura, T. Hirakawa, B. Raytchev, T. Tamaki, T. Koide, K. Kaneda, K. Chayama. Computer-aided diagnosis of colorectal polyp histology by using a real-time image recognition system and narrow-band imaging magnifying colonoscopy[J]. *Gastrointestinal Endoscopy*.

2016, vol. 83, no. 3, 643-649.

[40] H. Fujita, X. Zhang, S. Kido, T. Hara, X. Zhou, Y. Hatanaka, and R. Xu: "An introduction and survey of computer-aided detection/diagnosis (CAD)"[C]. 2010 international conference on future computer, control and communication (FCCC2010). pp. 200–205, ICEEAC 2010.

[41] A.K. Dhara, S. Mukhopadhyay, and N. Khandelwal. Computer-aided detection and analysis of pulmonary nodule from CT images: A survey[J]. *IETE Technical Review*. 2012, vol. 29, no. 4, 265–275.

[42] K. Elakkia and P. Narendran: "Survey of Medical Image Segmentation Using Removal of Gaussian Noise in Medical Image." *International Journal of Engineering Science*[J]. 2016, vol 6.No. 6,pp. 7593-7595.

[43] C. Jacobs, E.M. van Rikxoort, E.T. Scholten, P.A. de Jong, M. Prokop, C. Schaefer-Prokop, B. van Ginneken. Solid, part-solid, or non-solid?: classification of pulmonary nodules in low-dose chest computed tomography by a computer-aided diagnosis system[J]. *Investigative Radiology*. 2015, vol. 50, no. 3, 168-173.

[44] M.P. Sampat, M.K. Markey, A.C. Bovik, etal Computer-aided detection and diagnosis in mammography[J]. *Handbook of Image and Video Processing*. 2005, vol. 2, no. 1, 1195-1217.

[45] R. Nagata, T. Kawaguchi, H. Miyake. A computer-aided diagnosis system for lung nodule detection in chest radiographs using a two-stage classification method based on radial gradient and template matching[C]. Biomedical Engineering and Informatics (BMEI), 2013 6th International Conference. 80-85. *IEEE* 2013.

[46] Z.Z. Htike, W.Y.N. Naing, S.L. Win, and S. Khan: "Computer-Aided Diagnosis of Pulmonary Nodules from Chest X-Rays Using Rotation Forest"[C].

Computer and Communication Engineering (ICCCE), 2014 International Conference on. pp. 96–99, IEEE 2014.

[47] 秦菊，白红利，刘畅，等. 计算机辅助诊断在数字化胸片肺结节早期检出中的应用[J]. 生物医学工程学杂志. 2014, vol. 31, no. 5, 1117-1120.

[48] M. Harrison, J. Looper, and S.G. Armato: "Adaptive thresholding of chest temporal subtraction images in computer-aided diagnosis of pathologic change"[C]. SPIE Medical Imaging. *International Society for Optics and Photonics,* 2016, 978536.

[49] G. Coppini, M. Miniati, S. Monti, M. Paterni, R. Favilla, E.M. Ferdeghini. A computer-aided diagnosis approach for emphysema recognition in chest radiography[J]. *Medical engineering & physics.* 2013, vol. 35, no. 1, 63-73.

[50] X. Cao, H.X. Zhang. Research of Computer-Aided Diagnosis about Pulmonary Interstitial Pathology Based on Wavelet Decomposition[C]. Applied Mechanics and Materials. *Trans Tech Publ* 2014. 611-614.

[51] M. Muyoyeta, P. Maduskar, M. Moyo, N. Kasese, D. Milimo, R. Spooner, N. Kapata, L. Hogeweg, B. van Ginneken, H. Ayles. The sensitivity and specificity of using a computer aided diagnosis program for automatically scoring chest X-rays of presumptive TB patients compared with Xpert MTB/RIF in Lusaka Zambia[J]. *PloS one.* 2014, vol. 9, no. 4, 93757.

[52] N.L.S.T.R. Reduced lung-cancer mortality with low-dose computed tomographic screening[J]. *The New England Journal of Medicine.* 2011, vol. 365, no. 5, 395-409.

[53] R. Wiemker, P. Rogalla, T. Blaffert, D. Sifri, O. Hay, E. Shah, R. Truyen, and T. Fleiter: "Aspects of computer-aided detection (CAD) and volumetry of pulmonary nodules using multislice CT." *The British Journal of Radiology*[J]. 2014, vol. 78 Spec, no. 1, pp. S46-56.

[54] J. Austin, N. Müller, P.J. Friedman, D.M. Hansell, D.P. Naidich, M. Remy-Jardin, W.R. Webb, E.A. Zerhouni. Glossary of terms for CT of the lungs: recommendations of the Nomenclature Committee of the Fleischner Society[J]. *Radiology*. 1996, vol. 200, no. 2, 327-331.

[55] C.I. Henschke, D.F. Yankelevitz, R. Yip, A.P. Reeves, A. Farooqi, D. Xu, J.P. Smith, D.M. Libby, M.W. Pasmantier O.S. Miettinen. Lung cancers diagnosed at annual CT screening: volume doubling times[J]. *Radiology*. 2012, vol. 263, no. 2, 578-583.

[56] D. Ming Xu, R. Yip, J.P. Smith, D.F. Yankelevitz, C.I. Henschke. Retrospective review of lung cancers diagnosed in annual rounds of CT screening[J]. *American Journal of Roentgenology*. 2014, vol. 203, no. 5, 965-972.

[57] T. Messay, R.C. Hardie, S.K. Rogers. A new computationally efficient CAD system for pulmonary nodule detection in CT imagery[J]. *Medical Image Analysis*. 2010, vol. 14, no. 3, 390-406.

[58] S.E. Darmanayagam, K.N. Harichandran, S.R.R. Cyril, K. Arputharaj. A novel supervised approach for segmentation of lung parenchyma from chest CT for computer-aided diagnosis[J]. *Journal of Digital Imaging*. 2013, vol. 26, no. 3, 496-509.

[59] S. Ashwin, J. Ramesh, S.A. Kumar, K. Gunavathi. Efficient and reliable lung nodule detection using a neural network based computer aided diagnosis system[C]. Emerging Trends in Electrical Engineering and Energy Management (ICETEEEM), 2012 International Conference. 2012, 135-142.

[60] S.G. Kulkarni and S.B. Bagal: "Techniques for Lung Cancer Nodule Detection: A Survey." 2015, .

[61] M.S. Al-Tarawneh. Lung cancer detection using image processing techniques[J]. *Leonardo Electronic Journal of Practices and Technologies*. 2012, vol. 11, no.

21, 147-158.

[62] Y. Cui, X. Wang, H. Yu, L. Chen. Segmentation method for CT image of lung parenchyma[J]. *Computer Engineering and Design*. 2015, vol. 5, 31.

[63] Y.R. Zhao, P.M. van Ooijen, M.D. Dorrius, M. Heuvelmans, G.H. de Bock, R. Vliegenthart, M. Oudkerk. Comparison of three software systems for semi-automatic volumetry of pulmonary nodules on baseline and follow-up CT examinations. *Acta Radiologica*[J]. 2013.

[64] S.L.A. Lee, A.Z. Kouzani, E.J. Hu. Automated detection of lung nodules in computed tomography images: a review[J]. *Machine Vision and Applications*. 2012, vol. 23, no. 1, 151-163.

[65] M. Firmino, G. Angelo, H. Morais, et al. Computer-aided detection (CADe) and diagnosis (CADx) system for lung cancer with likelihood of malignancy[J]. *Biomedical Engineering Online*. 2016, vol. 15, no. 1, 2.

[66] A. Mansoor, U. Bagci, B. Foster, Z. Xu, G.Z. Papadakis, L.R. Folio, J.K. Udupa, D.J. Mollura. Segmentation and Image Analysis of Abnormal Lungs at CT: Current Approaches, Challenges, and Future Trends[J]. *RadioGraphics*. 2015, vol. 35, no. 4, 1056-1076.

[67] S.G. Armato, W.F. Sensakovic. Automated lung segmentation for thoracic CT: impact on computer-aided diagnosis1[J]. *Academic Radiology*. 2004, vol. 11, no. 9, 1011-1021.

[68] N. Chen, G. Liu, Y. Liao, C. Ou, Y. Yong. Research on computer-aided diagnosis of lung nodule[C]. Electronics, Computer and Applications, 2014 IEEE Workshop. 2014. 1019–1022.

[69] H. Krewer, B. Geiger, L.O. Hall, D.B. Goldgof, Y. Gu, M. Tockman, R.J. Gillies. Effect of Texture Features in Computer Aided Diagnosis of Pulmonary Nodules in Low-Dose Computed Tomography[C]. Systems, Man, and

Cybernetics (SMC), 2013 IEEE International Conference. 2013. 3887-3891.

[70] Q. Wang, W. Kang, C. Wu, and B. Wang. Computer-aided detection of lung nodules by SVM based on 3D matrix patterns[J]. *Clinical Imaging*. 2013, vol. 37, no. 1, 62-69.

[71] Z. Shi, B. Xu, M. Zhao, J. Zhao, Y. Wang, Y. Liu, M. Zhang, L. He, K. Suzuki. A joint ROI extraction filter for computer aided lung nodule detection[J]. *Bio-Medical Materials and Engineering*. 2015, vol. 26, no. s1, S1491–S1499.

[72] S. Li, X. Liu, A. Yang, K. Pang, C. Zhou, X. Zhao, Y. Zhao. A novel approach of computer-aided detection of focal ground-glass opacity in 2D lung CT images[C]. SPIE Medical Imaging. *International Society for Optics and Photonics* 2013. 86702W-86702W.

[73] R. Anirudh, J.J. Thiagarajan, T. Bremer, H. Kim. Lung nodule detection using 3D convolutional neural networks trained on weakly labeled data[C]. SPIE Medical Imaging. 978532 2016.

[74] Ö. Demir, A. Yılmaz Çamurcu. Computer-aided detection of lung nodules using outer surface features[J]. *Bio-Medical Materials and Engineering*. 2015, vol. 26, no. s1, S1213-S1222.

[75] P. Cao, J. Yang, D. Zhao, W. Li, M. Huang, O. Zaiane, et al A Multi-kernel based framework for heterogeneous feature selection and over-sampling for computer-aided detection of pulmonary nodules[J]. *Pattern Recognition*. 2016.

[76] S.S. Parveen, C. Kavitha. Detection of lung cancer nodules using automatic region growing method[C]. Computing, Communications and Networking Technologies (ICCCNT), 2013 Fourth International Conference. 2013. 1-6.

[77] S.K. Wajid, A. Hussain, B. Luo. An efficient computer aided decision support system for breast cancer diagnosis using echo state network classifier[C]. Computational Intelligence in Healthcare and e-health (CICARE), 2014 IEEE

Symposium on. 2014. 17-24.

[78] G.D. Tourassi, E.D. Frederick, M.K. Markey, C.E. Floyd Jr. Application of the mutual information criterion for feature selection in computer-aided diagnosis[J]. *Medical Physics*. 2001, vol. 28, no. 12, 2394-2402.

[79] B.K. Elfarra, I.S. Abuhaiba. New feature extraction method for mammogram computer aided diagnosis[J]. *International Journal of Signal Processing, Image Processing and Pattern Recognition*. 2013, vol. 6, no. 1, 13-36.

[80] G. Chandrashekar, F. Sahin. A survey on feature selection methods[J]. *Computers & Electrical Engineering*. 2014, vol. 40, no. 1, 16–28.

[81] P. Pudil, J. Novovičová, J. Kittler. Floating search methods in feature selection[J]. *Pattern Recognition Letters*. 1994, vol. 15, no. 11, 1119-1125.

[82] X. Yao, X.D. Wang, Y.X. Zhang, W. Quan. Summary of feature selection algorithms[J]. *Control & Decision*. 2012, vol. 27, no. 2, 161-313.

[83] X. Liu, L. Ma, L. Song, Y. Zhao, X. Zhao, C. Zhou. Recognizing common CT imaging signs of lung diseases through a new feature selection method based on Fisher criterion and genetic optimization[J]. *IEEE Journal of Biomedical and Health Informatics*. 2015, vol. 19, no. 2, 635-647.

[84] N. Camarlinghi, I. Gori, A. Retico, et al Combination of computer-aided detection algorithms for automatic lung nodule identification[J]. *International journal of computer assisted radiology and surgery*. 2012, vol. 7, no. 3, 455-464.

[85] T. Sun, R. Zhang, J. Wang, X. Li, X. Guo. Computer-aided diagnosis for early-stage lung cancer based on longitudinal and balanced data[J]. *PloS One*. 2013, vol. 8, no. 5, e63559.

[86] T. Sun, J. Wang, X. Li, P. Lv, F. Liu, Y. Luo, et al Comparative evaluation of support vector machines for computer aided diagnosis of lung cancer in CT

based on a multi-dimensional data set[J]. *Computer methods and programs in biomedicine*. 2013, vol. 111, no. 2, 519-524.

[87] W. Sun, B. Zheng, W. Qian. Computer aided lung cancer diagnosis with deep learning algorithms[C]. SPIE Medical Imaging. *International Society for Optics and Photonics*. 2016. 97850Z-97850Z.

[88] F. Han, H. Wang, B. Song, G. Zhang, et al A new 3D texture feature based computer-aided diagnosis approach to differentiate pulmonary nodules[C]. Presented at the 2013.

[89] F. Han, H. Wang, B. Song, G. Zhang, H. Lu, W. Moore, H. Zhao, and Z. Liang: "A New 3D Texture Feature Based Computer-Aided Diagnosis Approach to Differentiate Pulmonary Nodules." *Proceedings of SPIE-The International Society for Optical Engineering*[J]. 2013, vol. 8670, pp. 86702Z

[90] A.S. Abdalla, I.A. Yusuf, S.H.A.A. Mohammed, etc. A Computer-Aided Diagnosis System for Classification of Lung Tumors[J]. *Journal of Clinical Engineering*. 2015, vol. 40, no. 3, 130-134.

[91] R. Niehaus, D.S. Raicu, J. Furst, S. Armato III. Toward Understanding the Size Dependence of Shape Features for Predicting Spiculation in Lung Nodules for Computer-Aided Diagnosis[J]. *Journal of Digital Imaging*. 2015, vol. 28, no. 6, 704-717.

[92] 李秋萍，刘慧，苏志远. 基于改进的半监督 FCM 聚类算法的肺结节分类与识别[J]. 图学学报. 2015，vol. 36, no. 2, 244-250.

[93] K. Suzuki. Pixel-based machine learning in medical imaging[J]. *Journal of Biomedical Imaging*. 2012, vol. 2012, 1.

[94] B.V. Ginneken, A.A.A. Setio, C. Jacobs, F. Ciompi. Off-the-shelf convolutional neural network features for pulmonary nodule detection in computed tomography scans"[C]. IEEE International Symposium on Biomedical Imaging.

2015. 286-289.

[95] N. Tajbakhsh, M.B. Gotway, J. Liang. Computer-aided pulmonary embolism detection using a novel vessel-aligned multi-planar image representation and convolutional neural networks[C]. International Conference on Medical Image Computing and Computer-Assisted Intervention. *Springer* 2015. 62-69.

[96] K. Ng, M. Muttarak. Advances in mammography have improved early detection of breast cancer[J]. *Journal-Hong Kong College of Radiologists*. 2003, vol. 6, 126-131.

[97] 张宏文. 简介何为乳腺钥靶 [EB/OL]. http://health.sohu.com/20151020/ n423647799.shtml, 2015-10-20.

[98] J. Scharcanski, C.R. Jung. Denoising and enhancing digital mammographic images for visual screening[J]. *Computerized Medical Imaging and Graphics*. 2006, vol. 30, no. 4, 243-254.

[99] R. Lavanya, N. Nagarajan, M.N. Devi. Computer-aided Diagnosis of Breast Cancer by Hybrid Fusion of Ultrasound and Mammogram Features[C]. Artificial Intelligence and Evolutionary Algorithms in Engineering Systems. 403-409. *Springer*, 2015.

[100] M. Radovic, M. Milosevic, S. Ninkovic, N. Filipovic, et al Parameter optimization of a computer-aided diagnosis system for detection of masses on digitized mammograms[J]. *Technology and Health Care*. 2015, vol. 23, no. 6, 757-774.

[101] S. Meenalosini, J. Janet, E. Kannan. A novel approach in malignancy detection of computer aided diagnosis[J]. *American Journal of Applied Sciences*. 2012, vol. 9, no. 7, 1020.

[102] A. Jain, S. Singh, V. Bhateja. A robust approach for denoising and enhancement of mammographic images contaminated with high density

impulse noise[J]. *International Journal of Convergence Computing*. 2013, vol. 1, no. 1, 38-49.

[103] V. Bhateja, S. Urooj, M. Misra, et al A polynomial filtering model for enhancement of mammogram lesions[C]. Medical Measurements and Applications Proceedings (MeMeA), 2013 IEEE International Symposium. 2013. 97-100.

[104] X. Wang, L. Li, W. Liu, W. Xu, et al An interactive system for computer-aided diagnosis of breast masses[J]. *Journal of Digital Imaging*. 2012, vol. 25, no. 5, 570-579.

[105] C.-C. Jen, S.-S. Yu. Automatic detection of abnormal mammograms in mammographic images. *Expert Systems with Applications*[J]. 2015, vol. 42, no. 6, pp. 3048–3055.

[106] S. Sharma, P. Khanna. Computer-aided diagnosis of malignant mammograms using zernike moments and svm[J]. *Journal of Digital Imaging*. 2015, vol. 28, no. 1, 77-90.

[107] C.-C. Jen, S.-S. Yu. Automatic detection of abnormal mammograms in mammographic images. *Expert Systems with Applications*[J]. 2015, vol. 42, no. 6, pp. 3048–3055.

[108] N. Dhungel, G. Carneiro, A.P. Bradley. Deep Learning and Structured Prediction for the Segmentation of Mass in Mammograms[C]. International Conference on Medical Image Computing and Computer-Assisted Intervention. 2015. 605-612.

[109] J. Bozek, M. Mustra, K. Delac, M. Grgic. A survey of image processing algorithms in digital mammography [C]. Recent Advances in Multimedia Signal Processing and Communications. *Springer*. 2009 .631-657.

[110] A. Oliver, A. Torrent, X. Lladó, et al. Automatic microcalcification and

cluster detection for digital and digitised mammograms[J]. *Knowledge-Based Systems*. 2012, vol. 28, 68-75.

[111] B. Sahiner, H.P. Chan, L.M. Hadjiiski, et al. Computer-aided detection of clustered microcalcifications in digital breast tomosynthesis: A 3D approach[J]. *Medical Physics*. 2012, vol. 39, no. 1, 28-39.

[112] E. Malar, A. Kandaswamy, D. Chakravarthy, A.G. Dharan. A novel approach for detection and classification of mammographic microcalcifications using wavelet analysis and extreme learning machine[J]. *Computers in biology and medicine*[J]. 2012, vol. 42, no. 9, 898-905.

[113] 谭婉嫦，王金花，蔡洪明，等．基于微钙化检测的计算机辅助诊断系统对于乳腺导管原位癌的诊断价值[J]．临床放射学杂志．2016，vol. 35, no. 9, 1352-1356.

[114] J. Tang, R.M. Rangayyan, J. Xu, I. El Naqa, etc. Computer-aided detection and diagnosis of breast cancer with mammography: recent advances[J]. *Information Technology in Biomedicine, IEEE Transactions on*. 2009, vol. 13, no. 2, 236-251.

[115] R. Yoshikawa, A. Teramoto, T. Matsubara, etc. Automated detection of architectural distortion using improved adaptive Gabor filter[C]. Breast Imaging. 2014. 606-611.

[116] B. Singh, V. Jain. Computer Aided Classification of Architectural Distortion in Mammograms Using Texture Features[J]. *Computer*. 2015, vol. 1, 29952.

[117] C.F. Da Cruz. Automatic analysis of mammography images[J]. *Engineering Faculty-Porto University, Oporto, Master in Bioengineering-Biomedical Engineering*. 2011.

[118] D. Scutt, G.A. Lancaster, J.T. Manning. Breast asymmetry and predisposition to breast cancer[J]. *Breast cancer research*. 2006, vol. 8, no. 2, R14.

[119] R.M. Rangayyan, F.J. Ayres, J.E.L. Desautels. A review of computer-aided diagnosis of breast cancer: Toward the detection of subtle signs[J]. *Journal of the Franklin Institute*. 2007, vol. 344, no. s 3-4, 312-348.

[120] G. Magna, S.V. Jayaraman, P. Casti, et al. Adaptive classification model based on artificial immune system for breast cancer detection[C]. AISEM Annual Conference, 2015. 1-4.

[121] A. Kelder, Y. Zigel, D. Lederman, et al. A new computer-aided detection scheme based on assessment of local bilateral mammographic feature asymmetry-a preliminary evaluation[C]. Engineering in Medicine and Biology Society (EMBC), 2015 37th Annual International Conference of the IEEE. 6394-6397.

[122] X. Wang, L. Li, W. Xu, et al. Improving performance of computer-aided detection of masses by incorporating bilateral mammographic density asymmetry: an assessment[J]. *Academic Radiology*. 2012, vol. 19, no. 3, 303-310.

[123] P. Taylor, R. Given-Wilson. Evaluation of computer-aided detection (CAD) devices[J]. *The British Journal of Radiology*. 2014.

[124] P. Zhang, B. Verma, K. Kumar. A neural-genetic algorithm for feature selection and breast abnormality classification in digital mammography[C]. Neural Networks, 2004. Proceedings. 2004 IEEE International Joint Conference on. 2004. 2303-2308.

[125] M.M. Eltoukhy, I. Faye, B.B. Samir. A statistical based feature extraction method for breast cancer diagnosis in digital mammogram using multiresolution representation[J]. *Computers in Biology and Medicine*. 2012, vol. 42, no. 1, 123-128.

[126] J.Y. Choi, D.H. Kim, K.N. Plataniotis, et al. Classifier ensemble generation and selection with multiple feature representations for classification applications in computer-aided detection and diagnosis on mammography[J]. *Expert Systems with Applications*. 2016, vol. 46, 106-121.

[127] Y. Bengio, A. Courville, P. Vincent. Representation Learning: A Review and New Perspectives[J]. *IEEE Transactions on Pattern Analysis & Machine Intelligence*. 2012, vol. 35, no. 8, 1798-1828.

[128] J. Arevalo, F.A. Gonzalez, R. Ramos-Pollan, et al. Convolutional neural networks for mammography mass lesion classification[C]. Engineering in Medicine and Biology Society. 2015. 797-800.

[129] T. Kooi, N. Karssemeijer. Boosting classification performance in computer aided diagnosis of breast masses in raw full-field digital mammography using processed and screen film images[C]. SPIE Medical Imaging. *International Society for Optics and Photonics*. 2014. 90351B.

[130] B. Zheng, J.H. Sumkin, M.L. Zuley, et al. Computer-aided detection of breast masses depicted on full-field digital mammograms: a performance assessment[J]. *The British Journal of Radiology*. 2014.

[131] Verma B, Zakos J. A computer-aided diagnosis system for digital mammograms based on fuzzy-neural and feature extraction techniques. IEEE Trans. on Information Technology in Biomedicine, 2001, 5(1): 46-54. [doi:10. 1109/4233.908389]

[132] D. Cascio, F. Fauci, M. Iacomi, et al. Computer-aided diagnosis in digital mammography: comparison of two commercial systems[J]. *Imaging in Medicine*. 2014, vol. 6, no. 1, 13-20.

[133] L. Peng, W. Chen, W. Zhou, et al. An immune-inspired semi-supervised algorithm for breast cancer diagnosis[J]. *Computer Methods and Programs*

in Biomedicine. 2016, vol. 134, 259-265.

[134] J. Yosinski, J. Clune, Y. Bengio, et al. How transferable are features in deep neural networks?. 2014, vol. 27, 3320-3328.

[135] G. Carneiro, J. Nascimento, A.P. Bradley. Unregistered Multiview Mammogram Analysis with Pre-trained Deep Learning Models[M]. *Springer International Publishing* , 2015.

[136] Z. Zaheeruddin, Z. Jaffery, L. Singh. Detection and shape feature extraction of breast tumor in mammograms[C]. Proceedings of the World Congress on Engineering, 2012(2).

[137] K.D. Marcomini, A.O. Carneiro, H. Schiabel. Development of a computer tool to detect and classify nodules in ultrasound breast images[C]. SPIE Medical Imaging. *International Society for Optics and Photonics*. 2014.

[138] A. Jalalian, S.B. Mashohor, H.R. Mahmud, et al. Computer-aided detection/diagnosis of breast cancer in mammography and ultrasound: a review[J]. *Clinical Imaging*. 2013, vol. 37, no. 3, 420-426.

[139] W.K. Moon, C.-M. Lo, C.-S. Huang, et al. Computer-aided diagnosis based on speckle patterns in ultrasound images[J]. *Ultrasound in Medicine & Biology*. 2012, vol. 38, no. 7, 1251-1261.

[140] S. Alam, E. Feleppa, M. Rondeau, et al. Computer-aided diagnosis of solid breast lesions using an ultrasonic multi-feature analysis procedure[J]. *Bangladesh Journal of Medical Physics*. 2013, vol. 4, no. 1, 1-10.

[141] Q. Huang, F. Yang, L. Liu, X. Li. Automatic segmentation of breast lesions for interaction in ultrasonic computer-aided diagnosis[J]. *Information Sciences*. 2015, vol. 314, 293-310.

[142] J.-Z. Cheng, D. Ni, Y.-H. Chou, et al. Computer-Aided diagnosis with deep learning architecture: applications to breast lesions in us images and

pulmonary nodules in CT scans[J]. *Scientific Reports*. 2016, (6).

[143] C. Dromain, B. Boyer, R. Ferre, etc. Computed-aided diagnosis (CAD) in the detection of breast cancer[J]. *European Journal of Radiology*. 2013, vol. 82, no. 3, 417-423.

[144] H.-C. Kuo, M.L. Giger, I. Reiser, et al. Level set segmentation of breast masses in contrast-enhanced dedicated breast CT and evaluation of stopping criteria[J]. *Journal of Digital Imaging*. 2014, vol. 27, no. 2, 237-247.

[145] S. Ray, N.D. Prionas, K.K. Lindfors, et al. Analysis of breast CT lesions using computer-aided diagnosis: an application of neural networks on extracted morphologic and texture features[C]. SPIE Medical Imaging. *International Society for Optics and Photonics*. 2012. 83152E-83152E.

[146] T.-C. Wang, Y.-H. Huang, C.-S. Huang, et al. Computer-aided diagnosis of breast DCE-MRI using pharmacokinetic model and 3-D morphology analysis[J]. *Magnetic Resonance Imaging*. 2014, vol. 32, no. 3, 197-205.

[147] Z. Pang, D. Zhu, D. Chen, L. Li, et al. A computer-aided diagnosis system for dynamic contrast-enhanced MR images based on level set segmentation and ReliefF feature selection[J]. *Computational and Mathematical Methods in Medicine*. 2015, vol. 2015.

[148] C. Gallego-Ortiz, A.L. Martel. Improving the Accuracy of Computer-aided Diagnosis for Breast MR Imaging by Differentiating between Mass and Nonmass Lesions[J]. *Radiology*. 2015, 150241.

[149] M. Agha, A.F. Eid, M. Nouh. 3T MRI of the breast with computer aided diagnosis, can it help to avoid unnecessary invasive procedures?[J]. *Alexandria Journal of Medicine*. 2015.

[150] Worldwide cancer incidence statistics[EB/OL]. http://www.cancerresearchuk.org/cancerinfo/cancerstats/world/incidence/.

[151] Worldwide cancer mortality statistics[EB/OL]. http://www.cancerresearchuk. org/cancerinfo/cancerstats/world/ mortality/.

[152] bowel-polyps[EB/OL]. https://sydneygastrospecialists.com.au/bowel-polyps/.

[153] K.G. Devi, R. Radhakrishnan, K. Rajamani. Computer Aided Diagnosis Scheme for Polyp Detection in CT Colonography Using K-Means Clustering and SVM[J]. *World Journal of Medical Sciences*. 2013, vol. 9, no. 4, 273-281.

[154] Y. Hu, B. Song, M. Ma, Z. Liang. A mixture classifier for computer aided diagnosis of polyp malignancy for CT colonography[C]. 2014 IEEE Nuclear Science Symposium and Medical Imaging Conference (NSS/MIC). 2014. 1-5.

[155] P.J. Pickhardt, J.R. Choi, I. Hwang, et al. Computed tomographic virtual colonoscopy to screen for colorectal neoplasia in asymptomatic adults[J]. *New England Journal of Medicine*. 2003, vol. 349, no. 23, 2191-2200.

[156] Y. Xu, J. Zhao. Computer-aided detection for CT colonography[J]. *Journal of Shanghai Jiaotong University (Science)*. 2014, vol. 19, no. 5, 531-537.

[157] X. Yang, X. Ye, G. Slabaugh. Multilabel region classification and semantic linking for colon segmentation in CT colonography[J]. *IEEE Transactions on Biomedical Engineering*. 2015, vol. 62, no. 3, 948-959.

[158] L. Lu, D. Zhang, L. Li, J. Zhao. Fully automated colon segmentation for the computation of complete colon centerline in virtual colonoscopy[J]. *IEEE Transactions on Biomedical Engineering*. 2012, vol. 59, no. 4, 996-1004.

[159] M.H. Chen, M. Blevins, B.A. Herman, et al. National CT Colonography Trial (ACRIN 6664): Are CT Colonography, Colonoscopy, and Pathology Giving the Same Measures for Polyp Size?[C]. Radiological Society of North America 2008. Scientific Assembly and Meeting. 2008.

[160] B. Song, G. Zhang, H. Zhu, et al. A feasibility study of high order volumetric texture features for computer aided diagnosis of polyps via CT colonography[C]. Nuclear Science Symposium and Medical Imaging Conference (NSS/MIC), 2012 IEEE.. *IEEE* 2012. 3940-3943.

[161] 张国鹏，廖琪梅，焦纯，等．虚拟结肠镜的计算机辅助诊断技术[J]．西安电子科技大学学报．2015，vol. 42, no. 2, 157-161.

[162] Y.P. Sun, D. Sargent. Colonoscopic polyp detection using convolutional neural networks[C]. SPIE Medical Imaging. 2016.

[163] J.W. Xu, K. Suzuki,Max-AUC feature selection in computer-aided detection of polyps in CT colonography[J]. *IEEE Journal of Biomedical and Health Informatics*. 2014, vol. 18, no. 2, 585-593.

[164] Y. Hu, H. Han, W. Zhu, et al. An integrated classifier for computer-aided diagnosis of colorectal polyps based on random forest and location index strategies[C]. SPIE Medical Imaging. *International Society for Optics and Photonics*. 2016.

[165] H. Aihara, S. Saito, H. Inomata, et al. Computer-aided diagnosis of neoplastic colorectal lesions using 'real-time'numerical color analysis during autofluorescence endoscopy[J]. *European Journal of Gastroenterology & Hepatology*. 2013, vol. 25, no. 4, 488-494.

[166] Radiological Assessment of Prostate Cancer Treatment[EB/OL]. fhttp://www.itnonline.com/article/radiological-assessment-prostate-cancer-tr eatment.

[167] J.E. Mcneal, E.A. Redwine, F.S. Freiha, et al. Zonal distribution of prostatic adenocarcinoma. Correlation with histologic pattern and direction of spread[J]. *American Journal of Surgical Pathology*. 1988, vol. 12, no. 12, 897.

[168] V. Giannini, A. Vignati, S. Mazzetti, et al. A prostate CAD system based on multiparametric analysis of DCE T1-w, and DW automatically registered images[C]. SPIE Medical Imaging. 2013.

[169] S. Wang, K. Burtt, B. Turkbey, et al. Computer aided-diagnosis of prostate cancer on multiparametric MRI: a technical review of current research[J]. *BioMed Research International*. 2014.

[170] Y. Peng, Y. Jiang, C. Yang, et al. Quantitative analysis of multiparametric prostate MR images: differentiation between prostate cancer and normal tissue and correlation with Gleason score-a computer-aided diagnosis development study[J]. *Radiology*. 2013, vol. 267, no. 3, 787-796.

[171] G. Lemaître, R. Martí, J. Freixenet, et al. Computer-Aided Detection and diagnosis for prostate cancer based on mono and multi-parametric MRI: a review[J]. *Computers in Biology and Medicine*. 2015, vol. 60, 8-31.

[172] P. Liu, S. Wang, B. Turkbey, K. Grant, et al. A prostate cancer computer-aided diagnosis system using multimodal magnetic resonance imaging and targeted biopsy labels[C]. SPIE medical imaging. *International Society for Optics and Photonics*. 2013. 86701G.

[173] G. Litjens, N. Karssemeijer, H. Huisman. A multi-atlas approach for prostate segmentation in MR images[J]. *MICCAI Grand Challenge: Prostate MR Image Segmentation*. 2012.

[174] R. Toth, J. Ribault, J. Gentile, et al. Simultaneous Segmentation of Prostatic Zones Using Active Appearance Models With Multiple Coupled Levelsets[J]. *Computer Vision & Image Understanding Cviu*. 2013, vol. 117, no. 9, 1051-1060.

[175] W. Qiu, J. Yuan, E. Ukwatta, et al. Efficient 3D Multi-region Prostate MRI Segmentation Using Dual Optimization[M]. *Springer Berlin Heidelberg* ,

2013.

[176] J. Yuan, E. Ukwatta, W. Qiu, et al. Jointly Segmenting Prostate Zones in 3D MRIs by Globally Optimized Coupled Level-Sets[C]. International Workshop on Energy Minimization Methods in Computer Vision and Pattern Recognition. 2013. 12-25.

[177] Rampun A, Malcolm P, Zwiggelaar R. Computer-Aided diagnosis method for MRI-guided prostate biopsy within the peripheral zone using grey level histograms. In: Proc. of the 7th Int'l Conf. on Machine Vision (ICMV 2014). Int'l Society for Optics and Photonics, 2015. [doi: 10.13140/2.1.5144.3523]

[178] Niaf E, Rouvière O, Mège-Lechevallier F, Bratan F, Lartizien C. Computer-Aided diagnosis of prostate cancer in the peripheral zone using multiparametric MRI. Physics in Medicine and Biology, 2012, 57(12): 3833–3851. [doi:10.1088/0031-9155/57/12/3833]

[179] T. Zhou, H. Lu. Multi-features prostate tumor aided diagnoses based on ensemble-svm[C]. IEEE International Conference on Granular Computing. 2013. 297-302.

[180] Q. Chen, X. Xu, S. Hu, et al. A transfer learning approach for classification of clinical significant prostate cancers from mpMRI scans[C]. SPIE Medical Imaging. 2017.

[181] B.R. Matlaga, L.A. Eskew, D.L. Mccullough. Prostate biopsy: indications and technique[J]. *Journal of Urology*. 2003, vol. 169, no. 1, 12.

[182] H.G. Welch, E.S. Fisher, D.J. Gottlieb, et al. Detection of prostate cancer via biopsy in the Medicare-SEER population during the PSA era[J]. *Yearbook of Urology*. 2008, vol. 2008, no. 18, 138-139.

[183] D.F. Gleason. Classification of prostatic carcinomas[J]. *Cancer Chemotherapy Reports*. 1966, vol. 50, no. 3, 125-128.

[184] D.G. Bostwick, I. Meiers. Prostate Biopsy and Optimization of Cancer Yield[J]. *European Urology*. 2006, vol. 49, no. 3, 415.

[185] A.W. Jr, K.A. Mangold, M.H. Johnson, et al. Interobserver reproducibility of Gleason grading of prostatic carcinoma: general pathologist[J]. *Human Pathology*. 2001, vol. 32, no. 1, 81-88.

[186] J.I. Epstein, P.C. Walsh, F. Sanfilippo. Clinical and cost impact of second-opinion pathology. Review of prostate biopsies prior to radical prostatectomy[J]. *American Journal of Surgical Pathology*. 1996, vol. 20, no. 7, 851-857.

[187] S. Doyle, M. Feldman, J. Tomaszewski, et al. A boosted Bayesian multiresolution classifier for prostate cancer detection from digitized needle biopsies[J]. *IEEE Transactions Biomedical Engineering*. 2012, vol. 59, no. 5, 1205-1218.

[188] G. Han, X. Liu, F. Han, et al. The LISS-a public database of common imaging signs of lung diseases for computer-aided detection and diagnosis research and medical education[J]. *IEEE Transactions on Biomedical Engineering*. 2015, vol. 62, no. 2, 648-656.

[189] A. Venmathi, E. Ganesh, N. Kumaratharan. A Review of Medical Image Classification and Evaluation Methodology For Breast Cancer Diagnosis With Computer Aided Mammography[J]. *International Journal of Applied Engineering Research*. 2015, vol. 10, no. 11, 30045-30054.

[190] X. Robin, N. Turck, A. Hainard, et al. pROC: an open-source package for R and S+ to analyze and compare ROC curves[J]. *BMC Bioinformatics*. 2011, vol. 12, no. 1, pp.1.

[191] P.C. Bunch, J.F. Hamilton, G.K. Sanderson, et al. A free response approach to the measurement and characterization of radiographic observer performance

[C]. Application of Optical Instrumentation in Medicine VI. *International Society for Optics and Photonics*, 1977. 124-135.

[192] Y. Kong, M. Jing. research of the classification method based on confusion matrixes and ensemble learning[J]. *Computer Engineering and Science*. 2012, vol. 34, no. 6, 111-117.

[193] "http://iscbit.org/LISSC.html," http://iscbit.org/LISSC.html.

[194] V.M. Gonçalves, M.E. Delamaro, F. de L. dos S. Nunes. A systematic review on the evaluation and characteristics of computer-aided diagnosis systems[J]. *Revista Brasileira de Engenharia Biomédica*. 2014, vol. 30, no. 4, 355-383.

[195] K. Uemura, Y. Miyoshi, T. Kawahara, et al. Prognostic value of a computer-aided diagnosis system involving bone scans among men treated with docetaxel for metastatic castration-resistant prostate cancer[J]. *BMC Cancer*. 2016, vol. 16, no. 1, 1.

[196] K. Ganesan, Ur. Acharya, C.K. Chua, et al. Computer-aided breast cancer detection using mammograms: a review[J]. *Biomedical Engineering, IEEE Reviews*. 2013, vol. 6, 77-98.

[197] W. Qian, W. Sun, B. Zheng. Improving the efficacy of mammography screening: the potential and challenge of developing new computer-aided detection approaches[J]. *Expert Review of Medical Devices*. 2015, vol. 12, no. 5, 497-499.

[198] C.D. Lehman, R.D. Wellman, D.S. Buist, et al. Diagnostic accuracy of digital screening mammography with and without computer-aided detection[J]. *JAMA Internal Medicine*. 2015, vol. 175, no. 11, 1828-1837.

[199] K.H. Lee, J.M. Goo, C.M. Park, et al. Computer-aided detection of malignant lung nodules on chest radiographs: effect on observers' performance[J]. *Korean Journal of Radiology*. 2012, vol. 13, no. 5, 564-571.

[200] R. Murakami, S. Kumita, H. Tani, et al. Detection of breast cancer with a computer-aided detection applied to full-field digital mammography[J]. *Journal of Digital Imaging*. 2013, vol. 26, no. 4, 768-773.

[201] D.W. De Boo, F. van Hoorn, J. van Schuppen, et al. Observer training for computer-aided detection of pulmonary nodules in chest radiography[J]. *European Radiology*. 2012, vol. 22, no. 8, 1659-1664.

[202] X. Zhu. Semi-supervised learning literature survey[J]. *Computer Science, University of Wisconsin-Madison*. 2006, vol. 2, no. 3, 4.

[203] X. Zhu ,A.B. Goldberg. Introduction to semi-supervised learning[J]. *Synthesis Lectures on Artificial Intelligence and Machine Learning*. 2009, vol. 3, no. 1, 1-130.

[204] M. de Bruijne. Machine learning approaches in medical image analysis: From detection to diagnosis[M]. *Elsevier* , 2016.

[205] W. Sun, T.L.B. Tseng, J. Zhang, et al. Computerized breast cancer analysis system using three stage semi-supervised learning method[J]. *Computer Methods and Programs in Biomedicine*. 2016, vol. 135, 77-88.

[206] D. Mahapatra. Semi-supervised learning and graph cuts for consensus based medical image segmentation[J]. *Pattern Recognition*. 2017, vol. 63, 700-709.

[207] C. Deng, M. Zu Guo. A new co-training-style random forest for computer aided diagnosis[J]. *Journal of Intelligent Information Systems*. 2011, vol. 36, no. 3, 253-281.

[208] T.H. Chan, K. Jia, S. Gao, et al. PCANet: A simple deep learning baseline for image classification?[J]. *IEEE Transactions on Image Processing*. 2015, vol. 24, no. 12, 5017-5032.

[209] H. Greenspan, B. van Ginneken, R.M. Summers. Guest editorial deep learning in medical imaging: Overview and future promise of an exciting

new technique[J]. *IEEE Transactions on Medical Imaging*. 2016, vol. 35, no. 5, 1153-1159.

[210] S. Pereira, A. Pinto, V. Alves, et al. Brain tumor segmentation using convolutional neural networks in MRI images[J]. *IEEE Transactions on Medical Imaging*. 2016, vol. 35, no. 5, 1240-1251.

[211] Y. LeCun, Y. Bengio, G. Hinton. Deep learning[J]. *Nature*. 2015, vol. 521, no. 7553, 436-444.

[212] J. Arevalo, F.A. González, R. Ramos-Pollán, et al. Representation learning for mammography mass lesion classification with convolutional neural networks[J]. *Computer Methods and Programs in Biomedicine*. 2016, vol. 127, 248-257.

[213] H.C. Shin, H.R. Roth, M. Gao, et al. Deep convolutional neural networks for computer-aided detection: CNN architectures, dataset characteristics and transfer learning[J]. *IEEE Transactions on Medical Imaging*. 2016, vol. 35, no. 5, 1285-1298.

[214] Q. Dou, H. Chen, L. Yu, et al. Automatic detection of cerebral microbleeds from MR images via 3D convolutional neural networks[J]. *IEEE Transactions on Medical Imaging*. 2016, vol. 35, no. 5, 1182-1195.

[215] M. Anthimopoulos, S. Christodoulidis, L. Ebner, A. Christe, et al. Lung pattern classification for interstitial lung diseases using a deep convolutional neural network[J]. *IEEE Transactions on Medical Imaging*. 2016, vol. 35, no. 5, 1207-1216.

[216] R.K. Samala, H.-P. Chan, L. Hadjiiski, et al. Mass detection in digital breast tomosynthesis: Deep convolutional neural network with transfer learning from mammography[J]. *Medical Physics*. 2016, vol. 43, no. 12, 6654-6666.

[217] N. Tajbakhsh, J.Y. Shin, S.R. Gurudu, et al. Convolutional neural networks for medical image analysis: full training or fine tuning?[J] *IEEE Transactions on Medical Imaging*. 2016, vol. 35, no. 5, 1299-1312.

[218] J. Ramírez, J. Górriz, D. Salas-Gonzalez, et al. Computer-aided diagnosis of Alzheimer's type dementia combining support vector machines and discriminant set of features[J]. *Information Sciences*. 2013, vol. 237, 59-72.

[219] J.P. Charbonnier, E.J. Smit, M.A. Viergever, et al. Computer-aided diagnosis of acute ischemic stroke based on cerebral hypoperfusion using 4D CT angiography[C]. SPIE Medical Imaging. *International Society for Optics and Photonics*. 2013. 867012.

[220] S.S. Kumar, R.S. Moni, J. Rajeesh. An automatic computer-aided diagnosis system for liver tumours on computed tomography images[J]. *Computers & Electrical Engineering*. 2013, vol. 39, no. 5, 1516-1526.

[221] P. Dankerl, A. Cavallaro, A. Tsymbal, et al. A Retrieval-Based Computer-Aided Diagnosis System for the Characterization of Liver Lesions in CT Scans[J]. *Academic Radiology*. 2013, vol. 20, no. 12, 1526-1534.

[222] M.B. Nagarajan, P. Coan, M.B. Huber, et al. Computer-aided diagnosis in phase contrast imaging X-ray computed tomography for quantitative characterization of ex vivo human patellar cartilage[J]. *Biomedical Engineering, IEEE Transactions*. 2013, vol. 60, no. 10, 2896-2903.

[223] T. Heye, M.S. Davenport, J.J. Horvath, et al. Reproducibility of dynamic contrast-enhanced MR imaging. Part I. Perfusion characteristics in the female pelvis by using multiple computer-aided diagnosis perfusion analysis solutions[J]. *Radiology*. 2013, vol. 266, no. 3, 801-811.

[224] R. Garnavi, M. Aldeen, J. Bailey. Computer-aided diagnosis of melanoma using border-and wavelet-based texture analysis[J]. *IEEE Transactions on*

Information Technology in Biomedicine. 2012, vol. 16, no. 6, 1239-1252.

[225] 陈先昌. 基于卷积神经网络的深度学习算法与应用研究[D]. 浙江工商大学，2014.

[226] P. McCorduck and C. Cfe: "Machines who think: A personal inquiry into the history and prospects of artificial intelligence"[M]. *CRC Press* , 2004, pp. 0001-0598.

[227] A. Turing and J. Haugeland: "Computing machinery and intelligence"[M]. *MIT Press Cambridge, MA* , 1950, pp. 23-65.

[228] D.E. Rumelhart, G.E. Hinton, R.J. Williams. Learning representations by back-propagating errors[J]. *Nature*. 1986, vol. 323, no. 6088, 533.

[229] 王宁，刘硕，杨雷，等. 2018 全球癌症统计报告解读[J]. 肿瘤综合治疗电子杂志. 2019,vol. 5, no. 1, 87-97.

[230] F. Bray, J. Ferlay, I. Soerjomataram, et al. Global cancer statistics 2018: GLOBOCAN estimates of incidence and mortality worldwide for 36 cancers in 185 countries[J]. *CA: A Cancer Journal for Clinicians*. 2018, vol. 68, no. 6, 394-424.

[231] American Cancer Society. Global Cancer Facts & Figures 4th Edition"[EB/OL].
https://www.cancer.org/content/dam/cancer-org/research/cancer-facts-and-sta tistics/global-cancer-facts-and-figures/global-cancer-facts-and-figures-4th-ed ition.pdf.

[232] American Cancer Society: "Cancer facts and figures"[EB/OL]., https://www.cancer.gov/types/common-cancers, 2018.

[233] A. Jones, D. Stockton, A. Simpson, et al. Idiopathic venous thromboembolic disease is associated with a poorer prognosis from subsequent malignancy[J]. *British Journal of Cancer*. 2009, vol. 101, no. 5, 840.

[234] G.V. Scagliotti. Symptoms, signs and staging of lung cancer[J]. *European Respiratory Monograph*. 2001, vol. 17, 86-119.

[235] K. Alzahouri, M. Velten, P. Arveux, et al. Management of SPN in France. Pathways for definitive diagnosis of solitary pulmonary nodule: a multicentre study in 18 French districts[J]. *BMC Cancer*. 2008, vol. 8, no. 1, 9301-9309.

[236] L.H. Garland. On the scientific evaluation of diagnostic procedures: presidential address thirty-fourth annual meeting of the Radiological Society of North America[J]. *Radiology*. 1949, vol. 52, no. 3, 309-328.

[237] C.V. Zwirewich, S. Vedal, R.R. Miller, et al. Solitary pulmonary nodule: high-resolution CT and radiologic-pathologic correlation[J]. *Radiology*. 1991, vol. 179, no. 2, 469-476.

[238] T.B. Richards, S.J. Henley, M.C. Puckett, et al. Abstract B29: Trends in racial disparities in five-year net survival for lung cancer, United States, 2001-2009[M]. *AACR* , 2017.

[239] 龙从杰. 图像征象的定义、特点及分类[J]. 临床放射学杂志. 2008，vol. 27, no. 5, 690-693.

[240] G.B. Marshall, B.A. Farnquist, J.H. Macgregor, et al. Signs in thoracic imaging[J]. *Journal of Thoracic Imaging*. 2006, vol. 21, no. 1, 7601-7610.

[241] J. Collins. CT signs and patterns of lung disease[J]. *Radiologic Clinics*. 2001, vol. 39, no. 6, 1115-1135.

[242] J. Collins. CT signs and patterns of lung disease[J]. *Radiol Clin North Am*. 2001, vol. 39, no. 6, 1115-1135.

[243] S. Raju, S. Ghosh, A.C. Mehta. Chest CT signs in pulmonary disease: a pictorial review[J]. *Chest*. 2017, vol. 151, no. 6, pp. 1356–1374.

[244] A.N. Khan, H.H. Al-Jahdali, C.M. Allen, et al. The calcified lung nodule:

What does it mean?[J]. *Annals of Thoracic Medicine*. 2010, vol. 5, no. 2, 67.

[245] J. Wang, S. Sone, L. Feng, et al. Rapidly growing small peripheral lung cancers detected by screening CT: correlation between radiological appearance and pathological features[J]. *The British Journal of Radiology*. 2000, vol. 73, no. 873, 930-937.

[246] M.A. Heuvelmans, M. Oudkerk, P.A. de Jong, et al. The impact of radiologists' expertise on screen results decisions in a CT lung cancer screening trial[J]. *European Radiology*. 2015, vol. 25, no. 3, 792-799.

[247] J.J. Erasmus, J.E. Connolly, H.P. McAdams, et al. Solitary pulmonary nodules: Part I. Morphologic evaluation for differentiation of benign and malignant lesions[J]. *Radiographics*. 2000, vol. 20, no. 1, 43-58.

[248] G. Zhang, X. Zheng. Solid Pulmonary Nodules[C]. Early-stage Lung Cancer. 2018. 171-185.

[249] S. Takashima, S. Sone, F. Li, Y. Maruyama, et al. Indeterminate solitary pulmonary nodules revealed at population-based CT screening of the lung: using first follow-up diagnostic CT to differentiate benign and malignant lesions[J]. *American Journal of Roentgenology*. 2003, vol. 180, no. 5, 1255-1263.

[250] G. Han. LISS: An Open Database of Common Signs of Pulmonary Diseases [EB/OL]. http://iscbit.org/LISSC.html.

[251] Y. Zhang, Z. Zhou, K. Hong. Pathologic Basis of Pleural Indentation and Its Diagnostic Value with HRCT [J]. *Journal of Practical Radiology*. 1996, vol. 1, 645-649.

[252] S.M.B. Netto, V.R.C. Leite, A.C. Silva, et al. Application on Reinforcement Learning for Diagnosis Based on Medical Image[J]. *Reinforcement Learning*. 2008, 379.

[253] L.K. Hansen, P. Salamon. Neural Network Ensembles[J]. *IEEE Transactions on Pattern Analysis & Machine Intelligence*. 2002, vol. 12, no. 10, 993-1001.

[254] A. Tartar, N. Kilic, A. Akan. Bagging support vector machine approaches for pulmonary nodule detection[C]. Control, Decision and Information Technologies (CoDIT), 2013 International Conference. *IEEE* 2013. 047-050.

[255] A. Tartar, A. Akan. Ensemble learning approaches to classification of pulmonary nodules[C]. Control, Decision and Information Technologies (CoDIT), 2016 International Conference 2016. 472-477.

[256] M.A. Jaffar, A.B. Siddiqui, M. Mushtaq. Ensemble classification of pulmonary nodules using gradient intensity feature descriptor and differential evolution[J]. *Cluster Computing*. 2017, 1-15.

[257] F.V. Farahani, A. Ahmadi, M.F. Zarandi. Lung nodule diagnosis from CT images based on ensemble learning[C]. Computational Intelligence in Bioinformatics and Computational Biology (CIBCB), 2015 IEEE Conference 2015. 1-7.

[258] L. Ma, X. Liu, L. Song, et al. A new classifier fusion method based on historical and on-line classification reliability for recognizing common CT imaging signs of lung diseases[J]. *Computerized Medical Imaging and Graphics*. 2015, vol. 40, 39-48.

[259] Y. Xie, Y. Xia, J. Zhang, et al. Transferable Multi-model Ensemble for Benign-Malignant Lung Nodule Classification on Chest CT[C]. International Conference on Medical Image Computing and Computer-Assisted Intervention. 2017. 656-664.

[260] A. Teramoto, H. Fujita, O. Yamamuro, et al. Automated detection of pulmonary nodules in PET/CT images: Ensemble false-positive reduction using a convolutional neural network technique[J]. *Medical Physics*. 2016,

vol. 43, no. 6, 2821.

[261] C. Szegedy, S. Ioffe, V. Vanhoucke, et al. Inception-v4, inception-resnet and the impact of residual connections on learning[C]. Thirty-First AAAI Conference on Artificial Intelligence. 2017.

[262] L. Breiman. Bagging predictors[J]. *Machine learning*. 1996, vol. 24, no. 2, 123-140.

[263] R.E. Schapire. The Strength of Weak Learnability[M]. *Kluwer Academic Publishers*, 1990.

[264] Z.-H. Zhou, Y. Jiang, Y.-B. Yang et al. Lung cancer cell identification based on artificial neural network ensembles[J]. *Artificial Intelligence in Medicine*. 2002, vol. 24, no. 1, 25-36.

[265] H. Chen, W. Wu, H. Xia, et al. Classification of pulmonary nodules using neural network ensemble[C]. International Symposium on Neural Networks. 2011. 460-466.

[266] S. Ramaswamy and K. Truong: "Pulmonary Nodule Classification with Convolutional Neural Networks"[J]. Comput. Math. Methods Med. 2016.

[267] W. Shen, M. Zhou, F. Yang, et al. Multi-crop convolutional neural networks for lung nodule malignancy suspiciousness classification[J]. *Pattern Recognition*. 2017, vol. 61, 663-673.

[268] N. Tajbakhsh, K. Suzuki. Comparing two classes of end-to-end machine-learning models in lung nodule detection and classification: MTANNs vs. CNNs[J]. *Pattern Recognition*. 2017, vol. 63, 476-486.

[269] 郑光远，刘峡壁，韩光辉. 医学图像计算机辅助检测与诊断系统综述 [J]. 软件学报. 2018，vol. 29, no. 5, 1471-1514.

[270] S.R. Preethi, R. Vijayalakshmi, P. Deepa. Lung Nodule Detection Based on Semi Supervised Classification[J]. *International Journal of Innovative*

Research in Science, Engineering and Technology. 2015, vol. 4, no. 6, 250-254.

[271] D. Zinovev, E. Varutbangkul, D.S. Raicu, et al. Semi-supervised learning approaches for predicting semantic characteristics of lung nodules[J]. Intelligent Decision Technologies. 2009, vol. 3, no. 4, 207-217.

[272] F. Zhang, Y. Song, W. Cai, et al. A ranking-based lung nodule image classification method using unlabeled image knowledge[C]. 2014 IEEE 11th International Symposium on Biomedical Imaging (ISBI). 2014. 1356-1359.

[273] Y. Liu, Z. Xing, C. Deng, P. Li, and M. Guo: "Automatically detecting lung nodules based on shape descriptor and semi-supervised learning," 2010 International Conference on Computer Application and System Modeling (ICCASM 2010), pp. V1-647-V1-650, IEEE 2010.

[274] Y. Peng, P. Flach. Soft discretization to enhance the continuous decision tree induction[J]. Integrating Aspects of Data Mining, Decision Support and Meta-Learning. 2001, vol. 1, no. 109-118, 34.

[275] I. Goodfellow, J. Pouget-Abadie, M. Mirza, et al. Generative adversarial nets[C]. Advances in Neural Information Processing Systems. 2014. 2672-2680.

[276] M.J. Chuquicusma, S. Hussein, J. Burt, et al. How to fool radiologists with generative adversarial networks? A visual turing test for lung cancer diagnosis[C]. Biomedical Imaging (ISBI 2018), 2018 240-244.

[277] A. Radford, L. Metz, S. Chintala. Unsupervised representation learning with deep convolutional generative adversarial networks[J]. arXiv preprint arXiv:1511.06434. 2015, vol. abs/1511.06434, 1001-1016.

[278] N. Settouti, M.E.H. Daho, M.E.A. Lazouni, Random forest in semi-supervised learning (co-forest)[C]. Systems, Signal Processing and

their Applications (WoSSPA), 2013 8th International Workshop on. 2013. 326-329.

[279] R.M. Lindell, T.E. Hartman, S.J. Swensen, et al. Five-year lung cancer screening experience: CT appearance, growth rate, location, and histologic features of 61 lung cancers[J]. *Radiology*. 2007, vol. 242, no. 2, 555-562.

[280] Z.H. Zhou, J. Wu, W. Tang. Ensembling neural networks: many could be better than all[J]. *Artificial Intelligence*. 2002, vol. 137, no. 1-2, 239-263.

[281] G. Wei, H. Ma, W. Qian, M. Qiu. Similarity measurement of lung masses for medical image retrieval using kernel based semisupervised distance metric[J]. *Medical Physics*. 2016, vol. 43, no. 12, 6259-6269.

[282] S. Sabour, N. Frosst, and G.E. Hinton: "Dynamic routing between capsules" [C]. Advances in Neural Information Processing Systems, Neural Information Processing Systems (NIPS), pp. 3856–3866 2017.

[283] P. Afshar, A. Mohammadi, K.N. Plataniotis. Brain tumor type classification via capsule networks[J]. *arXiv preprint arXiv:1802.10200*. 2018, 1-5.

[284] J. Wang, Y. Song, T. Leung, C. Rosenberg, J. Wang, J. Philbin, et al. Learning fine-grained image similarity with deep ranking[C]. Proceedings of the IEEE Conference on Computer Vision and Pattern Recognition. 2014. 1386-1393.

[285] A. Mobiny, H. Van Nguyen. Fast capsnet for lung cancer screening[C]. International Conference on Medical Image Computing and Computer-Assisted Intervention. 2018. 741-749.

[286] A. Jiménez-Sánchez, S. Albarqouni, D. Mateus.Capsule networks against medical imaging data challenges[C]. Intravascular Imaging and Computer Assisted Stenting and Large-Scale Annotation of Biomedical Data and Expert Label Synthesis. *Springer* 2018. 150-160.

[287] T. Iesmantas, R. Alzbutas.Convolutional capsule network for classification of breast cancer histology images[C]. International Conference Image Analysis and Recognition. 2018. 853-860.

[288] A.C. Silva, V.R. da Silva, A. de Almeida Neto, et al. Diagnosis of lung nodule using reinforcement learning and geometric measures[C]. International Workshop on Machine Learning and Data Mining in Pattern Recognition. 2005. 295-304.

[289] I. Ali, G. Hart, G. Gunabushanam, et al. lung nodule Detection via Deep reinforcement learning[J]. *Frontiers in Oncology*. 2018, vol. 8, 108.

[290] S. Puch, I. Sánchez, M. Rowe. Few-Shot Learning with Deep Triplet Networks for Brain Imaging Modality Recognition[C]. Domain Adaptation and Representation Transfer and Medical Image Learning with Less Labels and Imperfect Data. 2019. 181-189.

[291] A. Medela, A. Picon, C.L. Saratxaga, et al. Few shot learning in histopathological images: reducing the need of labeled data on biological datasets[C]. 2019 IEEE 16th International Symposium on Biomedical Imaging (ISBI 2019). 2019. 1860-1864.

[292] V. Mnih, K. Kavukcuoglu, D. Silver, et al. Playing atari with deep reinforcement learning[J]. *arXiv preprint arXiv:*1312.5602. 2013, 1-9.

[293] V. Mnih, K. Kavukcuoglu, D. Silver, et al. Playing atari with deep reinforcement learning[J]. *arXiv preprint arXiv:*1312.5602. 2013, 1-9.

附录 A 英文缩略词与英文全称对照表

缩略词	英文全称	缩略词	英文全称
A²INET	Adaptive Artificial Immune Network	IDRI	The Infectious Disease Research Institute
ACS	American Cancer Society	JSRT	Japanese Society of Radiological Technology
AFE	Autofluorescence Endoscopy	kNN	k-Nearest Neighbor
ANN	Artificial Neural Network	LDA	Linear Discriminant Analysis
AUC	Area Under Curve	LI	Location Index
bCT	breast Computed Tomography	LIDC	Lung Image Database Consortium
BFGS	Broyden-Fletcher-Goldfarb-Shanno	LISS	Lung CT Imaging Signs
BPNN	Back Propagation Neural Network	LVQ	Learning Vector Quantization
CADe	Computer-Aided Detection	MFFNN	Multi-layer Feed Forward Neural Network
CADx	Computer-Aided Diagnosis	MIAS	Mammographic Image Analysis Society
CBIR	Content-Based Image Retrieval	MLO	Medio Lateral-Oblique
CC	CranioCaudal	MLP	Multilayer Preceptor
CFS	Correlation-based Feature Subset Selection for Machine Learning	MR	Magnetic Resonance
CLAHE	Contrast Limited Adaptive Histogram Equalization	MRI	Magnetic Resonance Imaging
CNN	Convolutional Neural Network	MTANN	Massive-training Artificial NeuralNetwork
CRC	Colorectal Cancer	MTB	Mycobacterium Tuberculosis
CT	Computerized Tomography	NC	Nearest Centroid
CTC	CT Colonography	NCIA	National Cancer Image Archive
CV	Chan-Vese	NN	Neural Network
CXR	Chest X Radiograph	OC	Optical Colonoscopy
DBN	Deep Belief Network	PACS	Picture Archiving and Communication Systems

续表

缩略词	英文全称	缩略词	英文全称
DDSM	Digital Database for Screening Mammography	PCA	Principal Component Analysis
ELCAP	The End-Use Load and Consumer Assessment Program	PNN	Probabilistic Neural Network
ELM	Extreme Learning Machine	PPV	Positive Predictive Value
ESN	Echo State Network	RF	Random Forest
FCM	Fuzzy C-Means	RFNC	Relief-F Non-Correlated
FDR	Fisher Linear Discriminant Ratio	RIF	Resistance to Rifampicin
FFNN	Feed-Forward Neural Network	ROC	Receiver Operating Characteristic
FFT	Fast Fourier Transform	ROI	Regions of Interest
FLD	Fisher Linear Decriminant	RRF	Rocchio Relevance Feedback Algorithm
FLDA	Fisher Discriminant Analysis	SCLGM	Square Centroid Lines Gray Level Distribution Method
FP	False Positive	SDAE	Stacked Denoising Autoencoder
FPR	False Positive Rate	SFS	Sequential Forward Selection
FROC	Free-Response ROC Curve	SVM	Support Vector Machine
GA	Genetic Algorithm	TCIA	The Cancer Imaging Archive
GGO	Ground-Glass Opacity	TNR	True Negative Tate
GMM	Gaussian Mixture Model	TPR	True Positive Rate
GLCM	Gray-Level Co-occurrence Matrix	VOI	Volume of Intretest
GLRLM	Gray Level Run Length Matrix	wkNN	Weighted kNN